仏教看護の実際

藤腹明子

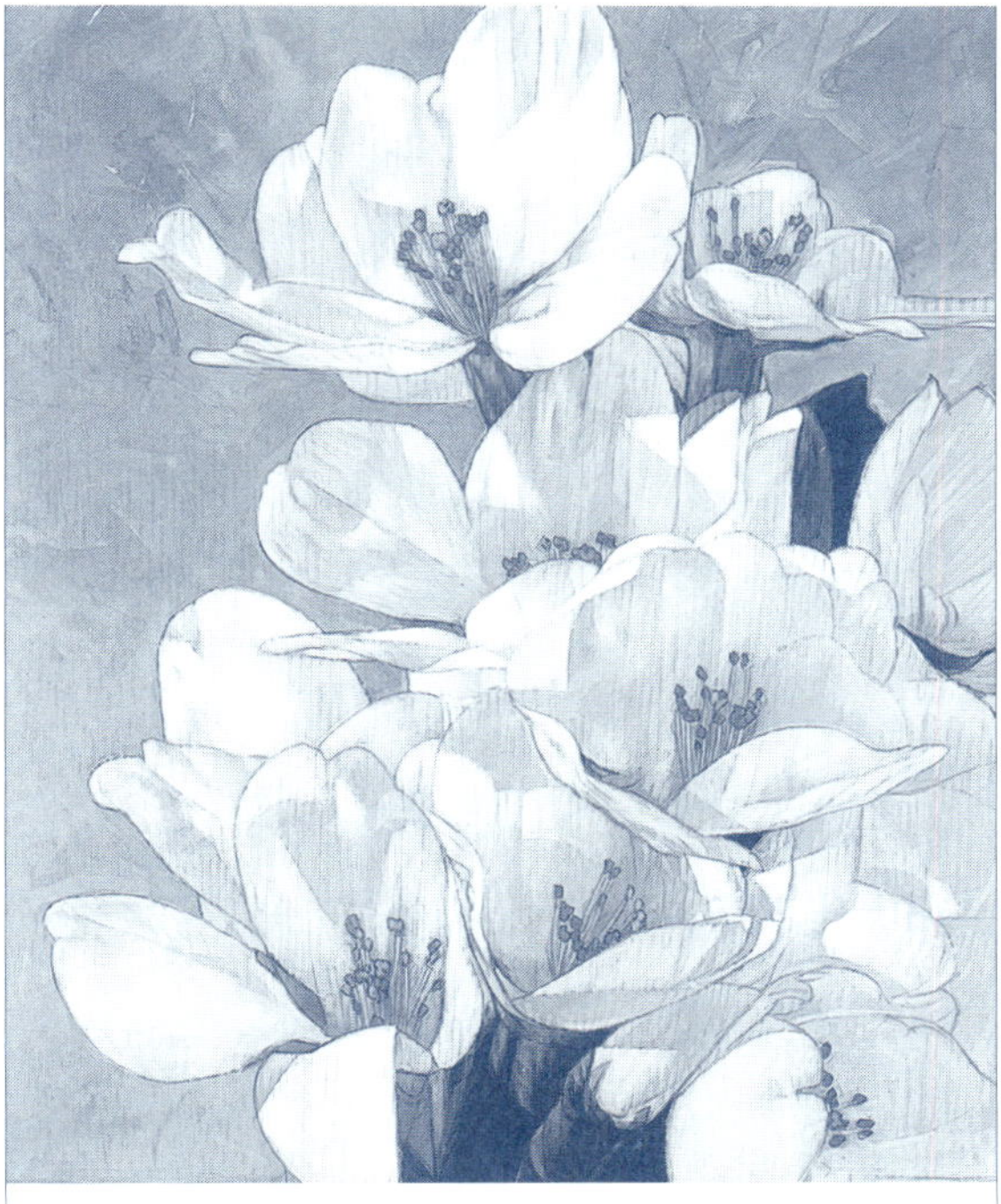

三輪書店

まえがき

「仏教看護」という概念を標榜したのは平成八年のことでした。その後、平成十二年に『仏教と看護—傍らに立つ』、続いて平成十九年に『仏教看護論』を上梓しました。いずれも、「仏教看護とは何か」について概観した理論書です。その間、仏教系の大学において、看護系の学科を開設するところが増え、現在、開設予定の大学や短期大学を含めて六校を数えます。カリキュラムの中に、「仏教看護」に関連する学科目を必修科目として組んでいるところもあります。このような大学や学科が少しでも増えていくことによって、将来、仏教看護が「学」として位置づけられ、体系化されていくことも夢ではなくなってきたように思われます。

また、平成十六年十二月には「仏教看護・ビハーラ学会」が発足しました。その学会では、「多くの人々の利益のために、多くの人々の幸福のために」という仏の誓願を願いとして、「いのち」を主題とし、仏教を基にし、将来に活かせる日本的な「いのち」へのかかわりと理論と実践を開拓していくことを志向しています。

また学会では、看護やターミナルケアだけではなく医療・福祉・教育などの、いのちを巡って関係しあい重なり合っている諸問題を、問題分野ごとに、あるいは総合的に、「仏教」を基調として問い直すことを目的としています。学会の趣意書の中に次のような一文があります。それは「いのちの問題を、仏教を経（縦糸）として、各専門分野の学を緯（横糸）に、我々の思惟と活動を梭（ひ・機織機の横糸を通す道具）として一枚の布に織り上げ、それを着心地の良い和服（より日本的なもの）に仕立て上げたいと考えています。そのような織り上げ方と仕立て方を示すことができるならば、それらの方法は世界中のどの民族衣装でも洋服にでも活用される可能性があるはずです」という文言です。

仏教看護も利用者の立場に立った、より日本的な看護をめざすものです。科学的な看護を基としつつ、「生命とは何か」という問いにきちんと向き合い、常にその問いに立ち返りながら、看護を問うことをめざしています。なぜ今、「仏教看護」を問おうとしているのか、なぜ看護論や看護学に、あえて「仏教」をつけようとするのかについては、仏教看護の理論書を通じて概観したつもりです。

そして、仏教看護は、さまざまな場における実践を通じて評価・検証・修正されながら発展していくものと考えます。これらの積み重ねが、将来の「仏教看護学」の体系化にもつながっていくことでしょう。本書では、前述の仏教看護の理論書で概観したことを基として、仏教看護実践の基本姿勢、人間のいのちの「生老病死」への具体的なかかわりの在りようや仏教看護の実際について取り上げました。ただし、看護過程に合わせた具体的、実際的な看護の行動計画までは述べておりませんが、看護上の問題に対する仏教看護の基本姿勢については取り上げたつもりです。

本書では、医療・看護の場において生じ得るさまざまな看護場面や事例上の問題、課題、戸惑い、疑問などに対して、仏教の教えや仏教看護の立場からみた場合、どのようなかかわりや対応が可能であるのかについて考えてみました。あくまで、仮定としての判断や行動計画にならざるを得ない事がらも多々あるかと思います。

この本を手にしてくださった方で、本書で述べている仏教看護の考え方、基本姿勢、行動計画、看護の実際などに関心をもっていただいた場合は、是非、それを看護の場において具現していただければと願っています。そして、それぞれの看護の実践内容を振り返り、評価し、それらを公にしていただくことによって、ひいてはそのことが仏教看護論（学）の構築と体系化につながっていくものと信じています。

本書では、仏教の教えに関しては、超宗派ということで原始仏典の教えを基本としています。この本が、看護という行為を通じて、多くの患者さんやそのご家族へのよりよい看護に少しでもお役に立てば嬉しく思います。

藤腹明子

『仏教看護の実際』

目次

第1章

仏教看護の可能性

1　今、あらためて仏教看護とは

「仏教看護」という概念を標榜して十五年目になりますが、当時、なぜ「仏教看護論」を問いかけたのだろうかということを振り返ってみますと、「あらためて、看護とは何か」という素朴な問いかけが前提にあったように思います。もしも、自分が病んでベッドに横たわったとき、どのような看護者に傍らにいて、どのような看護をしてほしいか、そのことを考えたとき、当時、看護者や看護界、さらには看護教育が志向していると思われる看護と自身が望む看護との間にある種の齟齬を覚えたのは事実です。

その齟齬とは何か。一つには、次々と翻訳され、日本の看護界に移入されるアメリカの看護理論やその方法論、そしてそれらの理論や方法論をいち早く現場に導入しなければあたかも遅れをとるかのような風潮、それらを使えばそれまでの問題や課題が一挙に解決するかのような研究や報告に対する疑問でした。もちろん、他国で生まれた理論や方法論であっても、日本の地に根付く可能性は十分にあります。また、しっかり根付いているものもあることでしょう。しかし、当時はそれら移入された理論や方法論がきちんと現場で吟味され、取り入れられていたかどうかについては少し疑問が残ります。

二つには、看護に国境はなく、看護の本質も万国共通であることに変わりはないけれど、日本における看護の対象も主体も、そのほとんどが日本人であることを考えるならば、日本人の諸々の特質が反映された、より日本的な看護の在りようを追及することも必要なのではないか、ということでした。つまり、看護の在りようも日本の文化、宗教、国民性、歴史、風俗・習慣などの影響を受けざるを得ないだろうし、わが国にふさわしい看護の個別性と独自性をもってこそ、より日本的な看護として確立していくのではないだろうかという点です。

三つには、看護には科学的な認識も非科学的な認識もともに重視される必要があるにもかかわらず、非科学的な認識は軽んじられる傾向にあるのではないかという疑問でした。看護界ではいわゆる「科学的看護論」が主流ですが、看護は人が人にかかわる行為であり、しかも、人間の誕生前から死後の世話までも視野に入れ、いのちの生老病死のすべてにかかわる行為であるとするならば、当然のこととして、科学や人間の力だけでは解決できないことも多々生じてきます。つまり、看護は「癒し」や「救い」といった領域の事柄をも問われる行為であり、科学的看護を実践する場合にも、それらの要素を大切にした看護が必要ではないかということです。非科学の代表的な例としては、宗教を挙げることができますが、もしも、そのような宗教的思考法が、医療・看護における問題解決法として有用に働くことがあるとするならば、そのような思考法をも視野に入れた看護論は新しい科学的看護の一つになり得るのではないかと考えます。

四つには、看護に非科学としての宗教的思考法を取り入れる場合、ヨーロッパにおける看護の出発点がキリスト教精神を基として行われてきたように、日本の看護は大陸から渡来した仏教の精神から出発していると考えられるため、「仏教看護」にその個別性と独自性を見いだすことができるのではないかと考えました。つまり、仏教文化圏で育まれてきた日本人にとっては、キリスト教文化圏で生まれた看護理論や方法論よりも、仏教が教えるところの理念、知恵、方法論を取り入れた看護論のほうが、この国に根付いていく可能性を秘めているように思います。

2　科学的看護と仏教看護のめざすもの

仏教看護が、看護を科学的に探求し、実践することを前提にしていることはいうまでもありません。

看護を科学的にとらえることは、看護の質を保証し、その発展をめざすうえで重要なことだからです。また、科学的看護と仏教看護のいずれがよりよい看護なのかということを競うものでもありません。つまり、科学的看護に、非科学や、宗教的思考法に基づく価値観や方向性を与えることによって、時には科学では解決できない事がらへの対応が可能になり得るのではないかという立場をとるものです。言葉を換えれば、看護の対象は人間であるがゆえに、科学的、一般的な法則性がすべて当てはまるとは言い難い面があることも視野に入れて、看護をとらえようとするものです。

それでは看護において、科学的、一般的な知識だけでは対応・対処し難いこととはどのようなことなのでしょうか。たとえば、患者やその家族から「なぜ、待ちに待った私の子どもが、障害をもって生まれてこなければならなかったのか」、「なぜ私が、いま、人生半ばでがんのために死んでいかなければならないのか。何も悪いことをしていないのに」、「どうせ死ぬのに、なぜこの世に生まれてくるのか。死んだらどうなるのか。あの世はあるのか」などと投げかけられたとしても、科学的知識や思考でもってこれらの問いに答えることはできません。

なぜならば、科学的知識はそれがどれだけ発展しても、人の誕生前や死後にかかわるような客観的説明が困難なこと、生きていくうえで大切な価値観や信仰・信条に伴うようなことに対する知識を提供してくれるものではないからです。たとえば「人間存在の理由」「生きる意味」「罹病の意味」「生き方」「正しい心の在り方」「前世や来世」「死後の生」等の事がらに関する問いかけには科学的知識や思考をもって答えることはできないはずです。

一方、非科学である宗教は、このような事象に対し、人間が生きていくうえでの大切な価値判断の規準を示してくれるものであり、倫理や道徳の基礎をもなしています。このように科学と宗教には、本来、質的な相違があります。

しかし、患者やその家族のなかには、先に述べたような事がらに対する悩みや疑問、不安や苦しみを抱えている人がいます。そのような人たちが、罹病の意味を納得し、その現実を受け入れ、生死に対峙し、生老病死に伴うさまざまな恐れや不安を取り除くことができるようにかかわれてこそ、医師や看護者は、真の治療者、看護者といえるのではないでしょうか。看護はその人間の「生老病死」という「いのち」の営みの全過程にかかわる行為です。よって、科学的な認識も非科学的な認識も共に重視したいと思います。

3 仏教看護を実践するために

仏教看護の本質を理論化し、具体的な方法論にまで言及したものが「仏教看護論」です。仏教看護論が一つの看護理論として認知され、将来、看護学の中の一つの専門領域として位置づけられ、体系化されるためには、仏教看護を実践・評価・検証・修正し、さらにそれを理論化していくことが求められます。

一般的に、ある看護論（理論）を、具体的な実践へと展開していくためには、まずその看護に定義が与えられ、そして看護において用いられる主要な用語の概念が明確にされ、看護の前提となるもの、理論上の主張、論理的形態に基づいた方法論が示される必要があります。これらの過程については、すでに理論書の方で概観していますので、本書では、それに基づいて実践へとつなげていくことを目的としています。しかし、読者の中には、仏教看護という概念に初めて接する方もあるかと思われます。そこで、仏教看護の本質や特質を理解していただくために、簡単に仏教看護を概念規定し、仏教看護の基本構造、仏教看護の前提および理論上の主張を提示しておきたいと思います。すでに、理論書の方を読んでいただいている方は、関心のある項目から読み進めてください。

◇仏教看護の定義

理論研究の出発点は「定義」をする作業であるとよくいわれます。定義することによって、その概念の内容を構成する本質的特性が明らかになり、他の概念と区別できるからです。まず、仏教看護の本質的特性を明らかにするうえで、「仏教看護」を定義しておきます。広義の定義としては、「仏教看護は一切の生きとし生けるものすべてにかかわる看護の理論と実践の体系」ということが前提になりますが、ここでは、より狭義の意味で定義しておきたいと思います。

「仏教看護は、人間の生老病死にともなう身体的・内的・社会的・生活的側面の苦痛や苦悩に対して、その人自らがその苦を引き起こしている原因や条件に気づき、その苦を滅するための正しい方法を行じて、めざすべき理想の姿にいたることができるように、個人、家族、集団に対して援助するとともに、看護される者、する者がその関係のなかでともに成熟することを目的とする」

この定義文から仏教看護の概念化を試みるならば、仏教看護の対象は「人間」であり、具体的には「個人」「家族」「集団」となります。目的は、「その対象がそれぞれにめざすべき理想の姿にいたること」と「人として成熟すること」です。ここでいう理想の姿とは、健康を基としています。その目的を達成するための方法は、「その人自らがその苦を引き起こしている原因や条件に気づくような方法」であり、「その苦を滅するための正しい方法を行じること」によると考えます。「苦」とは疾病や健康問題を基としたものであり、その「苦」を滅するとは、言葉を換えればその人にとっての望ましい健康状態を取り戻すことに重なります。

そして、看護の主体である看護者も、看護の対象になり得る存在です。いつ患者の立場に置かれるかわからない現実のなかで患者やその家族と向き合っています。また、看護者自らも、患者や家族への看護実践を通じて、さまざまな人生苦の現実や生きることの意味・疑問に対峙することになるでしょう。ときには、心身共に疲弊した状況下で看護を実践している看護者が、患者の言葉や態度によって癒され、勇気づけられることもあるかもしれません。患者が看護者のケアをする場面もあり得るということです。仏教看護においては、看護の対象も主体も、「生老病死」に伴うさまざまな苦しみに向き合いながら、自身にとっての望ましい健康状態をめざしつつ、絶対の真理、真実の道理にも気づかされ、ともに人間的成熟をめざすものです。

◆成熟の概念

仏教看護では、「成熟」という概念を大切にしています。岩波の国語辞典には「成熟とは（人間の体や心が）十分に成長すること」とありますが、ゴードン・オルポートという心理学者は、人格の成熟について考察し、成熟した人格の基準について次のように述べています。つまり、「成熟したパーソナリティは（1）広く拡大された自己意識をもつ。（2）直接あるいは非直接的な接触において自分を他者に暖かく関係づけることができる。（3）基本的な情緒的安定を持っており、自分を受容している。（4）外的な現実に従って喜んで知覚し、思考し、行為する。（5）自己客観視、洞察とユーモアの能力がある。（6）統一を与える人生観と調和して生活する」[1)]としています。

また、フランク・ゴーブルは、その著書『マズローの心理学』のなかで、「成熟した人間にあっては、善悪の対立など問題外であり、彼らは常にすぐれた価値を選びかつ好むこと、成熟した個人は自分自身への健康な敬意、つまり自分は有能かつ適任であるという知識に基づいた敬意をもっていること、完全に成熟した人間は自発的であり、自然なことをしており、純粋に自己実現していること、完全に成熟した人々が発達させる人間関係は、自分自身にとっても他人にとってもすぐれたものであること、心理的に成熟した人間は、神秘的なもの、未知のもの、また説明可能なものに魅せられる[2]」ということを取り上げています。

これら成熟の概念から考えさせられることは、成熟した人は、①自らを肯定し受け入れ、独自の人生を大切にしていること、②他者にかかわる人間的な技にすぐれていること、③さまざまな現実・現象に対して、そこに意味を感じとれる豊かな感性を有していること、④科学的知識のみならず、神秘や未知なるものまで取り込める柔軟な精神があること、⑤このような特質を有しつつ、自己実現をめざしている人であること、などの特徴があるようです。一言で言うならば、自らの心のコントロールに長けている人のように思われます。

ところで仏教では、この世的な肉体を中心とした迷いを吹き消した状態にいたることを「涅槃《ねはん》」といいますが、人間はこの涅槃の境地をめざしている存在ではないかと思われます。つまり、この世のさまざまな苦しみの中にあっても、その苦しみにもがきおぼれることなく、それらの苦しみを客観視、達観視できるようになることが「涅槃寂静《ねはんじゃくじょう》」の境地であり、この境地が人間としての最終的な自己実現のあるべき姿であり、人間的成熟の姿に重なるように思います。

病者であれ、健康者であれ、患者であれ、医療者であれ、人間は常に自身あるいは他者の「生老病死」に対峙し、「いのち」をめぐるさまざまな問題や苦しみに深い意味づけをし、その現実を受け入れて生きていくことが大切であり、そのためには、まさにこのような人間的成熟が求められるのではないかと思います。そして、このような人間的成熟は医療・看護の場におけるケアしケアされる相互関係のなかで体験され、高められていく機会が多いように思われます。

◇仏教看護の前提と理論上の主張

前提とは、ある現象についての理論を真であるとして受け入れるためには、これもまた真であるとして受け入れなければならないその現象についての信念であり[3]、信念は、真理として受け入れられた見解もしくは確信であって、必ずしも科学的知識によって裏づけられている必要はない[4]とされています。哲学の領域では、真理とは判断内容がもつ客観妥当性であり、意味のある命題が事実に合うこと、論理の法則にかなっているという、形式的な正しさのことをいう、とあります（岩波国語辞典）。看護の前提についても、このような意味合いでとらえたいと思います。

仏教看護の前提とは、仏教の教えである「経律論《きょうりつろん》」に看護の価値と方向性を求めた「看護」に位置づけられ、それは仏教の人間観、苦観、生活観、環境観などをその基本に据えています。「経律論」の「経」とは仏教の教えを記したものであり、「律」は戒律を、「論」は経を注釈・解説したものです。そして、仏教看護の目的は仏教の教えから導かれる看護の方法論と、対象と看護者との人間関係の過程において達成されます。仏教看護にかかわる看護の専門家には、看護師、助産師、保健師などが含まれ、それぞれに独立・連携しつつ機能するものです。

また、仏教看護の実践をめざす看護専門家は、仏教看護の概念を理解し、その役割・機能を認識していることが求められます。さらに、他者および自身の「生老病死」に関心を払い、対象の「生老病死」に伴うさまざまな必要に接近できなければなりません。当然、看護者自身も看護の対象となり得る存在であること、看護の実践を通じて人間として成熟していくことの大切さを自覚していることが大切です。さらにまた、自らの生き方においても仏教の教え、精神に関心を払い、謙虚に学ぶ姿勢と自己の人生観、生死観を形成する態度が求められます。看護を実践するうえで、仏教の教えから導かれる倫理観を大切にする態度も必要となるでしょう。

◇仏教看護のメタパラダイム

看護理論やモデルにはそれぞれの理論上の主張がありますが、それがどのような考え方を基本に置いているかによって、特徴ある認識の範疇に分類されることがあります。一般的に、看護の理論やモデルは、看護のメタパラダイムの概念についてどのように記述し、説明し、関連づけるかという点から分類されることが多いようです。

看護のメタパラダイムは、看護学や看護の専門職を体系化するための概念的、哲学的、理論的な枠組みのことであり、看護の理論やモデルの体系化の指針となるものです。看護のメタパラダイムは、「人間」、「健康」、「環境」、「看護」という四つの概念によって説明されることが多いようですが、看護学の発展過程のなかでその概念は修正・変更されることがあります。

仏教看護にも理論的な基盤が必要であることはいうまでもありません。その理論的根拠を明らかにしていくために、仏教看護では「人間」、「苦」、「生活」、「環境」、「仏教」、「仏教看護」の六つのメタパラダイムを重視しています。これら概念間の主要な考え方や価値の関連性、命題については拙著『仏教看護論』で概説しています。このような仏教看護の理念を基として、具体的な仏教看護の実践に方向性を与えることになります。

そして、仏教看護理論において組み立てられた理論や原理は、それを実践する現場での体験や経験を通じて検証・評価・修正され、発展していくことになります。やがてはそれらが、「仏教看護学」の体系化につながっていくことになるでしょう。いずれにしても、仏教看護の目標や課題、仏教看護の真偽が実践の場において経験的に検証できなければ、それは一つの看護理論とはなり得ません。

◇仏教看護の理論上の主張

看護理論を特徴あるカテゴリーに分類する際に、「大理論あるいは広範囲理論」、「中理論あるいは中範囲理論」という分け方をする場合があります。前者は範囲の広い理論で複雑であり、看護全体を説明するような理論です。たとえば、レイニンガーの文化の多様性と普遍性に関する理論、オレムのセルフケア理論、パースイの人間生成理論などは大理論に分類されます。後者はより限定された理論であり、さまざまな看護場面における特定の現象を記述したり、現象間の関連性などを説明した理論です。たとえば、ストレス・コーピング理論、発達に関する理論、危機理論などはこの中間理論に入ると考えられます。

また、看護理論を主なテーマに従ってカテゴリーに分類する場合もあります。あえていま、仏教看護論がどのような範疇の看護理論に属するものであるのかを考えるならば、それは「宗教的看護論」「日本的看護論」「文化的看護論」などの特徴ある看護論の範疇に位置づけられることになるかもしれません。将来的には大理論になり得る可能性をもっていると思います。

仏教を基本に置いた看護の主要概念、それら各概念についての特定の信念の検討、およびそれぞれの概念間の関係や命題については、先にも述べたように前著『仏教看護論』で取り上げていますので、ここでは仏教看護における主要概念・前提などから導かれる、仏教看護の理論上の主張について整理しておきます。

1、仏教看護は、仏教の教えに看護の価値と方向性を求めた看護論に位置づけられるものであり、その理念は仏教の「人間観」「苦観」「生活観」「環境観」「仏教の教え」などから導かれるものである。

2、仏教看護の目的は、仏教の教えから導かれる看護の方法論によって導かれ、仏教看護の目的を理解している看護者と対象との人間関係の過程において達成される。

3、仏教看護の対象である人間は、誕生・成長・衰退・死という過程をたどる存在であり、それは人間にとって自然ないのちの営みの過程である。また、人間は相互に依存し、関係し合う性質を有しており、支え合って初めて存在することができる。

4、人間は、避けることのできない「生老病死」といういのちの営みを通じて、人生の苦や無常を知り、真実の世界に気づく可能性をもった存在である。仏教看護は、看護される者、する者がその関係のなかで、共にその真実に気づき合うことを目的としている。

5、看護者の仏教看護に対する関心、知識、技術、態度、信念が、仏教看護の質を左右し、決定する。

6、仏教看護に携わる看護者は、自らも「生老病死」に向き合い、生と死の超克しがたい一線を超えるための努力を怠らない。

引用文献

1)ゴードン・オルポート著、今田恵・監訳『人格心理学　上』（誠信書房、一九六八年、三九一、三九二頁）

2)フランク・ゴーブル著、小口忠彦・監訳『マズローの心理学』（産能大学出版部、一九九五年、四六、四七、四九、五一、六九）

3)アン・マリーナー・トメイ・編、都留伸子・監訳『看護理論家とその業績』(医学書院、一九九一年、二二頁)

4)ガートルード・トーレス、マージョリ・スタントン著、近藤潤子、他・訳『看護教育カリキュラム―その作成過程』(医学書院、一九八八年、三二頁)

※第1章は、拙著『仏教看護論』第1章の内容を一部修正・加筆し、転用したものであることを付記しておく。

第2章

仏教看護実践の基本姿勢

ここでは、仏教看護を実践するうえでの看護者の基本となる姿勢について取り上げます。姿勢を態度と言い換えてもいいのですが、姿勢や態度には、看護の主要概念についての考え方や、その人自身の生命観、生死観、人生観、宗教観、倫理観、職業観などが反映するように思います。ここでは看護を実践するうえで、その基となる生命、自己、倫理に対する考え方を中心とした基本姿勢について考えます。そのいずれもが、仏教の教えを基としています。

1 生命（いのち）に対する基本姿勢

1 人に生まるるは難く、いま生命あるは有難いということ

仏典『ダンマパダ』に「人に生まるるは難く、いま生命あるは有難く、世に仏あるは難く、仏の教えを聞くは有難し[1)]」という教えがあります。簡単にいえば、ブッダは、この世に人間の身を受け生命があるということ、衣食住が満たされ生きるということ、正しい法を聞き、仏が出現するということ自体ても難しいことなのだと説かれました。まずは、「人に生まるるは難く、いま生命あるは有難く」という教えを素直に受けとめ、看護という行為は、看護される者もする者も、お互いに得難い生命を受けている人間同士のかかわり合いそのものであるととらえたいと思います。

しかし、世の中には、人の生命にはさまざまな苦悩が伴っており、なぜこの世に生を受けることが有難いことなのかわからないという人もあるかもしれません。仏典にも、「この世における人々の命は、

定まった相《すがた》なく、どれだけ生きられるか解《わか》らない。惨《いた》ましく、短くて、苦悩をともなっている」「生まれたものどもは、死を遁《のが》れる道がない。老《お》いに達しては、死ぬ。実に生あるものどもの定《さだ》めは、このとおりである[2]」とあります。人の生命には苦悩が伴っているにもかかわらず、生を受けることは有難いことなのだといわれても、素直に肯定できないことも事実です。おそらく、この二律背反する教えには大きな意味があるものと思われます。この意味を自身に問いかけ、何を目的に、何を大切に生きていけばよいのかを考えることこそ、この世に生を受けた人間として大事な態度であり、務めではないかと考えます。

よく「頼みもしないのに親が勝手に生んで」と言う人がいますが、そう言う前に、この教えの前に立ち止まり、一度、その意味を考えてみることも大切ではないでしょうか。少なくとも、看護する者が、自ら人としてこの世に生を受けたことを肯定できないのならば、他人に関心を払い、親身になって援助をすることなど、とうていできないように思われます。存在していることを肯定できないのならば、望ましい看護の在りようや人間関係を考えることすら、意味のないことになってしまいます。

ところで、釈尊の直説ということを建て前とする経では、必ず「如是我聞」で始まります。「如是我聞」とは、「私はこのように聞いた」とか「このように私によって聞かれた」の意味ですが、仏教辞典には「如是とは、経の中に説かれた釈尊の言動で、我聞とは、経蔵の編集者である阿難が自ら言うことばである。また、如是とは自己の聞く法に信順する意味で、我聞は、その信を堅持する人をいう。仏説であるということを明示するために、この句を用いる[3]」とあります。仏教看護について考える場合も、仏典の教えに対しては、素直に受け入れ従う姿勢を大切にしたいと思います。教えの解釈については、素人ゆえの間違いもあるかもしれませんが、まずは教えの如く、この世に人間として生まれたことに感謝できる自身（看護者）でありたいと思います。

2 「有難い」ということについて

仏典には「いま生命あるは有難い」とあります。私たちは、お礼や感謝の気持ちを表すときに「ありがとう」と言います。この言葉は、仏教から出た語であり、本来「難有」であり、「有り難し」と読まれました。「ありえない」「めったにない」「なかなかない」という意味であり、「なかなかありえない」ことであるからこそ、そこには感謝の気持ちが起きることになります。お互いに「ありがとう」と言うときには、「めったにないことをあなたにしていただいて感謝します」という気持ちを伝えていることになります。

あるテレビ番組で、「他人から言われて一番嬉しい言葉は何か」というのを取り上げていました。第一位は「ありがとう」という言葉でした。また、ある離婚相談所が離婚して第二の人生を歩み始めようとしている団塊の世代の妻たちに「どのような条件があれば離婚を思いとどまりますか?」というアンケート調査をしたところ、「ありがとうの言葉をかけてくれる」が上位を占めたそうです。[4]「ありがとう」という感謝の五文字には、人を嬉しくする不思議な力があるようです。

ケアをした後に、患者さんから「ありがとう」という言葉をかけられることがあります。「看護者なのだから当然のケアをしているまで」という受けとめ方もできますが、患者としての「あなた」と看護者としての「私」が、病院という場で出会い、看護され、看護する関係にあるということはめったにないことであり、偶然ではなく必然であるというように考えるならば、患者からの感謝の気持ちも素直に受け入れられるように思います。

また、看護される者も看護する者も、人としてこの世に「生命」を受けることの得がたさ、有難さが感じられるならば、お互いに相手の立場を尊重し、信頼関係を築くことができるのではないでしょうか。看護者として、患者さんから「ありがとう」と言われたならば、素直にその言葉を受けとめたいと思います。

3　得がたい生命と生命のかかわり合いとしての看護

看護は得がたい生命を受けている者同士のかかわり合いそのものであると考えるならば、まずは看護者がそのことを自覚していることが大切でしょう。どちらかといえば、看護される側の人たちは、いのちの「生老病死」の過程に伴って生じる「つらさ」「苦しみ」「不安」「悲しみ」「怒り」「さみしさ」「やるせなさ」などの感情を抱いている人が多いように思われます。そのような状況下において、「いま生命あるは有難い」と素直に受けとめることはとても難しいことかもしれません。

そのような意味でも、まずは、看護者が「人の生命は得がたい」と受けとめられる人であることが大切ではないかと思います。自らの生命を大切にするように、患者（他者）の生命を大切にできる看護者がベッドの傍らに居てくれれば、患者はきっと安心できるに違いありません。

そして、可能であれば、看護を通じて、患者自身にもそのことに気づいてもらえるようなかかわりをめざすことが大切ではないかと思います。では、「どうすれば自身が得がたい生命を得ていることに気づけるのか、そういう自分であり得るのか」ということになりますが、その疑問に一言で答えることは難しいことです。なぜならば、「得がたい生命」「有難い生命」に関することは、人生の根本的課題や疑問と深くかかわっているからです。

つまりそれは、「私はどこから来て、どこに行こうとしている存在なのか」、「なぜ、私は生まれてきたのか、何のために生きているのか」、「死んだらどうなるのか」などという人生についての根本的疑問と切っても切り離せない関係にあるからです。

仏教看護では、看護される者、する者がその関係のなかで共に成熟することをめざしています。成熟という概念には、このような人生の根本問題に対峙することも含まれています。したがって、患者自身も看護者自身も、看護され看護する関係の中で、共に得がたい生命を得ている存在であることを気づき合えることをめざしたいものです。ひょっとしたら、看護者が患者から気づかせてもらうことがあるかもしれません。本屋に立ち寄って手にした一冊の本が、気づきの機会を与えてくれるかもしれません。あるいは、同僚から、先輩からというように、そのチャンスは無数にあります。ただし、それらの気づきや出会いをとらえるためのアンテナを張っていないと、その機会を見逃してしまうことになります。つまり、人生の根本問題に対して、自ら意識していることが大事だと思います。

「どうすれば自身が得がたい生命を得ていることに気づけるのか、そういう自分であり得るのか」ということに対する答えは、少し先に延ばしたいと思います。本書の内容を通じて、それぞれに得心する答えを探していただくことこそが、探そうとするその態度こそがとても大事だからです。

4　相手には成り代り得ない存在としてのかかわり合い

仏典に「人びとの苦しみには原因があり、人びとのさとりには道があるように、すべてのものは、みな縁（条件）によって生まれ、縁によって滅びる。（中略）この身は父母を縁として生まれ、食物によって維持され、また、この心も経験と知識とによって育ったものである。だから、この身も、この心も、縁によって成り立ち、縁によって変わるといわなければならない[5)]」とあります。

この教えからは、世の中にはふたりとして同じ人間は存在せず、それぞれが唯一無二の存在であり、独自性や個別性を有していることを学ぶことができます。遺伝学的、生物学的にも同一の人間が存在しないことは自明のことですが、人間はそれぞれの縁が異なるように、個々に独自性や個別性を有していることをあらためて認識しておきたいと思います。言葉を換えれば、人はだれも相手には成り代り得ない存在であるがゆえに、どれほど博学であったとしても、他人を完全に理解することはできないということです。そして、できないがゆえに、わかろうと努力する態度が大切になってきます。

どんなにいとしい存在であっても、誰もその人に成り代わることはできません。親が、病気で苦しむ子どもに成り代わってやりたいと思っても、代わりに死んでやりたいと願ってもそれは叶わぬことです。血を分けたものですら成り代り得ないのですから、当然、看護者も患者やその家族に成り代わることはできません。人は相手には成り代わり得ない「唯一無二の存在である」という自覚の下に、お互いにかかわり合う態度が大事ではないかと思います。

引用文献

1)『和英対照仏教聖典』(仏教伝道協会、二〇〇〇年)

2)中村元・訳『ブッダのことば　スッタニパータ』(ワイド版岩波文庫、一九九四年、五七四偈、五七五偈)

3)中村元『広説佛教語大辞典　下巻』(東京書籍、二〇〇一年、一三一〇頁)

4)井上ウィマラ著『人生で大切な五つの仕事　スピリチュアルケアと仏教の未来』(春秋社、二〇〇六年、二九頁)

5)『和英対照仏教聖典』(仏教伝道協会、二〇〇〇年、八一頁)

2 自己に対する基本姿勢

1 自己とは

一般的に「自己」とは、自分自身のことをいいますが、仏教語辞典には「自分自身のこと。本来の自己。生まれながらに仏性をもっている自己の意」[1]とあります。また、「自己」と「我《が》」については、重なり合う概念を有するようですが、ここではあくまで原始経典に見る「自己」についての教えを中心に取り上げたいと思います。

ところで仏教は、「人生は苦である、人間存在は苦なるものである」というところから出発しています。なぜ人間は苦しむのかというと、すべては常ならざるものであり、無常なるものでありながら、そこに錯覚があるからだというのです。つまり、われわれの内で自己として認識されているのもまた、実体のないものでしかなく、自己に対する執着はむなしく、誤れるものとされるのです[2]。たとえば、この世には永遠不滅の肉体を持っている人など誰一人としておらず、いつか必ず死を迎える存在です。肉体も年とともに変化し容色も衰えていきます。永遠の愛を誓った夫婦であっても心変わりをして離婚することがあります。いとしい人とずっと一緒に居たいと願ってもいつか別れなければなりません。仏教では、このような自己を「わがものとする」ところから苦しみが生まれるのだと教えています。

仏典には「人々は『わがものである』と執着《しゅうじゃく》した物のために悲しむ。（自己の）所有しているものは常住ではないからである。この世のものはただ変滅するものである。（後略）」「人が『これはわがものである』と考える物、――それは（その人の）死によって失われる。われに従う人は、賢明にこの理《ことわり》を知って、わがものという観念に屈してはならない[3]」とあります。

ブッダは、「わがもの」とみなす執着から苦しみが生ずるから、一切の所有から解放されなさいと教えています。また、自分および自分の所有とみなされるものは常に変滅しており、自分のものだと思っている物すべてが、自分の死によって失われてしまうのだから、この理を知って所有欲から放たれることが大切だと説いています。自己の肉体、若さ、健康、長寿などの身体への執着も、それらが得られないときや失われるときには苦しみが生じます。あるいは、自分の家、家族、財産、社会的地位などを所有したいという執着についても、同様のことがいえるでしょう。本来、自己という存在は、このような特質を具えていることを認識しておきたいと思います。

2 自己を見つめ、自己に気づく

看護者に求められる基本姿勢の一つとして、看護者自身が自己を見つめ、自己に気づくことの大切さを挙げたいと思います。一度は、「わがもの」という観念から解き放たれた本来の自己、真の自己とはどのようなものなのかについて考えてみることは、看護が人にかかわる行為であるという点において意味のあることではないかと考えます。そこで、あらためて仏教における「自己」についての教えを取り上げてみました。仏典『ダンマパダ[4]』には、次のような「自己」についての教えが記されています。

「自己にうち克《か》つことは、他の人々に勝つことよりもすぐれている。つねに行ないをつつしみ、自己をととのえている人、――このような人の克ち得た勝利を敗北に転ずることは、神も、ガンダル

ヴァ（天の伎楽神）も、悪魔も、梵天もなすことができない」（一〇四、一〇五偈）
「もしもひとが自己を愛《いと》しいものと知るならば、自己をよく守れ。（後略）」（一五七偈）
「先ず自分を正しくととのえ、次いで他人を教えよ。そうすれば賢明な人は、煩わされて悩むことが無いであろう」（一五八偈）
「他人に教えるとおりに、自分でも行なえ――。自分をよくととのえた人こそ、他人をととのえるであろう。自己は実に制し難い」（一五九偈）
「自己こそ自分の主《あるじ》である。他人がどうして（自分の）主であろうか？　自己をよくととのえたならば、得難き主を得る」（一六〇偈）
「善からぬこと、己れのためにならぬことは、なし易い。ためになること、善いことは、実に極めてなし難い」（一六三偈）
「たとい他人にとっていかに大事であろうとも、（自分ではない）他人の目的のために自分のつとめをすて去ってはならぬ。自分の目的を熟知して、自分のつとめに専念せよ」（一六六偈）

また『ウダーナヴァルガ』[5]の第二三章にも、「自己」について二六の教えが記されています。別の章の教えも含め、そのうちのいくつかを引用しておきます。

「戦場において百万人の敵に勝つとも、唯だ一つの自己に克つ者こそ、実に不敗の勝利者である」（三偈）
「この世では自己こそ自分の主である。他人がどうして（自分の）主であろうか？　賢者は、自分の身をよくととのえて、いろいろの幸《しあわ》せを得る」（一六偈）

「この世では自己こそ自分の主である。他人がどうして（自分の）主であろうか？賢者は、自分の身をよくととのえて、すべての苦しみから脱れる」（一二五偈）

「どの方向に心でさがし求めてみても、自分よりもさらに愛《いと》しいものをどこにも見出さなかった。そのように、他人にとってもそれぞれの自己がいとしいのである。それ故に、自分のために他人を害してはならない」（第五章　一八偈）

これらの言葉からもわかるように、ブッダは自己の存在を積極的に肯定しているように思われます。そして、自己を求め、愛し、大切にしなさいと教えています。まず、自己がいとしいものであると気づいたならば、その自己を正しくととのえてこそ、初めて他者に向き合うことができ、また、他者に求めることは自分でも行えるものでなければならないとあります。患者に生活指導や食事指導をする場合でも、自己の生活を振り返ってみると、ときに恥ずかしさを覚えることがあります。自分にはできないことを、患者には当然のごとく求めているからです。

ところで、看護者の喫煙率は高いようですが、タバコを吸うことは身体にはよくないとわかっていても、喫煙をやめられない人も多いことでしょう。そのような看護者が、患者への禁煙指導をする場合には、少々説得力に欠けるかもしれません。もちろん、喫煙習慣のある看護者は患者に対して禁煙指導をする資格はない、などというつもりはありません。喫煙習慣は個人の嗜好に基づくものですから、第三者がとやかく言うべきではないでしょう。

ただし、看護者が患者に対して禁煙指導をはじめとするさまざまな生活指導、退院時指導、教育指導などをする際には、「善からぬこと、己のためにならぬことは、なし易い。ためになること、善いことは、実に極めてなし難い」という教えにあるように、自分を律することはきわめて難しいという現実を踏まえて、指導に当たることが大切ではないかということです。そのような基本姿勢の下に、病気からの回復、健康の維持や増進に向けて、好ましくない生活習慣については、患者自身がよく理解できるように情報を提供し、説明したうえで、患者自らが好ましい方を選択し、実施に移せるようにあらゆる知識・技術を駆使して指導やケアに当たることが看護者の務めではないかと思います。そのうえで、最終的に患者が選び、実行することについては、患者の自己責任と考えていいのではないでしょうか。

先に取り上げた教えには「もしもひとが自己を愛《いと》しいものと知るならば、自己をよく守れ」、「先ず自分を正しくととのえ、次いで他人を教えよ。そうすれば懸命な人は、煩わされて悩むことが無いであろう」、「他人に教えるとおりに、自分でも行え――。自分をよくととのえた人こそ、他人をととのえるであろう。自己は実に制し難い」とあります。この教えのように、自分もそうありたいと努力している看護者から指導を受けることになるならば、おそらく患者も自分の健康にとって好ましい事がらを選び取り、実行しようという気持ちになるのではないかと思います。

また、教えに「戦場において百万人の敵に勝つとも、唯だ一つの自己に克つ者こそ、実に不敗の勝利者である」とあるように、自己をコントロールすることはとても難しいことがわかります。また、先にも取り上げた教えのように、人は自己の所有したものは常住ではないと知りながらも、この世のものは変滅すべきものであるとわかっていながらも、わがものであると執着したもののために憂い苦しむ存在です。このような存在であることを素直に肯定したうえで、看護という行為、人間関係を通じて、この世では自己こそ自分の主であることを自覚し、自身の身をととのえて、苦しみから逃れ、いろいろな幸せを共に手に入れるための努力をしたいものです。

3 「患者中心の看護」は「自己中心の看護」？

臨床では「患者中心の看護」という言葉を使うことがあります。また最近では、「患者さん」のことを「患者さま」と呼ぶ医療者が多くなりました。あえて「患者中心の看護」ということを掲げなければならないということは、本来、人間は他者中心に考えることは難しいということの証ではないでしょうか。また、「患者さま」というような表現をすること自体、「人間はみな平等である」としつつも、医療現場における人間関係において、何らかの優先順序、区別、思惑があるがゆえに、このような言い方をするのかもしれません。

余談になりますが、多くの医療者が「患者さま」という敬称を使うようになった背景には、二〇〇一年厚生労働省医療サービス向上委員会が出した国立病院患者サービスに関するガイドラインにおいて、「患者の呼称の際、原則として姓（名）に『さま』を付する」という指針内容があり、患者中心の医療を意識して広まったということがあるようです。

かつてある雑誌に「がん患者さま」という言葉が使われていて、違和感を覚えたことがあります。自分ががんになった時、医療者から「がん患者さまの〇〇さま」と言われたならば、どのような気持ちになるのだろうかと考えました。単に「さま」という敬称を付けることが、即、患者中心の医療やサービスの向上につながるものとは思えません。患者敬称の使い方に関するある調査では、「あなたは医師から呼ばれる時、どのように呼んでほしいと思いますか」という質問に対して、九一・七パーセントの患者が、「氏名＋さん」で呼んでほしいと回答しており、「氏名＋さま」で呼んでほしいと回答した人はいません。[6] 患者と医療者の対等な関係構築のためには、むしろ「氏名＋さん」のほうが望ましく、「氏名

＋さま」のほうが、仏教の教えに悖っているようにも思われます。

話を戻しますが、先に取り上げた教えに「どの方向に心でさがし求めてみても、自分よりもさらに愛《いと》しいものをどこにも見出さなかった。そのように、他人にとってもそれぞれ自己がいとしいのである。それ故に、自分のために他人を害してはならない」とあります。この世で一番いとしい存在は自分自身なのです。人間は本来、自己中心に考え行動する生物《いきもの》なのだということを、まずは、素直に認めたいと思います。

しかし、ブッダは、それぞれ自分が一番いとしい存在であることを前提としたうえで、「それ故に、自分のために他人を害してはならない」としています。言い換えれば、「本当に自分がいとしい存在であるならば、他者もそれぞれに自分がいとしい存在なのだから、自分を害したくないように、他者をも害してはならない、あるいは、害することなどできようはずがない」といっておられるように思います。このことは、真の患者中心の看護の在りようを示唆しているようです。本当に自己をいとしい存在だと思っている看護者であるならば、あえて「患者中心の看護」などと言わなくても、当然、患者中心の看護を実践しているでしょうし、実践せざるを得ない世界を知っているといえるのかもしれません。

聖書の「マタイ伝」第七章一二節に黄金律といわれる有名な教えがあります。「然《さ》らば凡《すべ》て人《ひと》に為《せ》られんと思《おも》ふことは、人《ひと》にも亦《また》その如《ごと》くせよ。これは律法《おきて》なり、預言者《よげんしゃ》なり」という言葉です。つまり、「何事においても、人からしてほしいと望むことは、人にもそのとおりにしなさい」ということです。この聖書の教えは、先の仏典の教えにも重なります。また仏典には、「『かれらもわたくしと同様であり、わたくしもかれらと同様である』と思って、わが身に引きくらべて、（生きものを）殺してはならぬ。また他人をして殺させてはならぬ[7)]」とあります。この「わが身に引きくらべて」というところが大事なのです。看護を実践する際に、わが身に引きくらべてものを考えることができてこそ、真の患者中心の看護に近づけるのではないでしょうか。

つまり、患者中心の看護を考える場合、最も簡単な方法は「わが身に引きくらべて」考えてみればいいということになります。相手の立場に自分を置き換えて考えてみることです。もしも自分が病気になって入院したとき、どのような看護者から、どのような看護をしてほしいと思うだろうか、看護者としての自分が、自分を看護するとするならばどのような看護をしたいのだろうか、と考えてみるといいでしょう。逆に、このようなタイプの看護者から、このような看護だけは受けたくない、と考えてみるのもいいでしょう。自分がしてほしい看護をする、されて嫌な看護はしない。ある意味、これが、「自己中心の看護」であり、同時に、「患者中心の看護」の本質ではないかと思います。

実にシンプルでありながら、とても深遠な教えです。簡単なようでいて、実行するのは案外難しいのかもしれません。そのためにも、一度は「真の自己とは何か」について向き合ってみることが必要でしょう。

4　仏典にみる慈悲の意味

仏教では、人間のさまざまな美質のなかでも、「慈悲」というものを最も大切にしており、智慧と並んで基本とする徳目のようです。慈悲は元来、他者に利益や安楽を与えるいつくしみを意味する〈慈〉と、他者の苦に同情し、これを抜済しようとする思いやりを表す〈悲〉の両語を併挙したものであり、漢字で表現すると「抜苦与楽《ばっくよらく》」となります。患者やその家族の抱える健康上の問題や苦しみを緩和し、取り除き、回復を目指してかかわる看護という行為は、まさに「抜苦与楽」の行為であり、「慈悲」という行為そのもののようにも思われます。仏典『スッタニパータ』[8]には「慈しみ」について、次のように記されています。

「究極の理想に通じた人が、この平安の境地に達してなすべきことは、次のとおりである。能力あり、直く、正しく、ことばやさしく、柔和《にゅうわ》で、思い上ることのない者であらねばならぬ」

（一四三偈）

「足《た》ることを知り、わずかの食物で暮し、雑務少く、生活もまた簡素であり、諸々の感官が静まり、聡明で、高ぶることなく、諸々の（ひとの）家で貪《むさぼ》ることがない」

（一四四偈）

「他の識者の非難を受けるような下劣な行いを、決してしてはならない。一切の生きとし生けるものは、幸福であれ、安穏《あんのん》であれ、安楽であれ」

（一四五偈）

「いかなる生物生類《いきものしょうるい》であっても、怯《おび》えているものでも強剛《きょうごう》なものでも、悉《ことごと》く、長いものでも、大きなものでも、中くらいのものでも、短いものでも、微細なものでも、粗大《そだい》なものでも、目に見えるものでも、見えないものでも、遠くに住むものでも、近くに住むものでも、すでに生まれたものでも、これから生まれようと欲するものでも、一切の生きとし生けるものは、幸せであれ」

（一四六、一四七偈）

「何ぴとも他人を欺《あざむ》いてはならない。たといどこにあっても他人を軽んじてはならない。悩《なや》まそうとして怒りの想いをいだいて互いに他人に苦痛《くつう》を与えることを望んではならない。」

（一四八偈）

「あたかも、母が己《おの》が独《ひと》り子《ご》を命を賭《か》けても護《まも》るように、そのように一切の生きとし生けるものどもに対しても、無量の（慈しみの）こころを起すべし」

（一四九偈）

「また全世界に対して無量の慈しみの意《こころ》を起すべし。上に、下に、また横に、障害なく怨みなく敵意なき（慈しみを行うべし）」

（一五〇偈）

「立ちつつも、歩みつつも、座しつつも、臥《ふ》しつつも、眠らないでいる限りは、この（慈しみの）心づかいをしっかりとたもて。この世では、この状態を崇高な境地と呼ぶ」　（一五一偈）

「諸々《もろもろ》の邪《よこし》まな見解にとらわれず、戒《いましめ》を保ち、見るはたらきを具《そな》えて、諸々の欲望に関する貪《むさぼ》りを除いた人は、決して再び母胎《ぼたい》に宿《やど》ることがないであろう」　（一五二偈）

看護という行為が、まさに「慈悲」という行為に匹敵するものであるとするならば、看護者は、ここに記された慈悲の教えを受け入れることが大切なのではないかと思います。つまり、看護者としての能力を具え、態度においてまっすぐであり、ことばがやさしく、おだやかな物腰で、専門家として思い上がらない態度をめざすこと。また、自身の生活においても簡素な生活を送り、さまざまな欲望に振り回されない静かな境地でいられることをめざすこと。さらに理解力と賢さを具え、しかもそのような素振りを見せず、下品で卑しいふるまいはしないように努めることなど。実際に、このような教えを実行し、資質を身につけることは簡単にできそうにはありませんが、たとえひとつでも身につけられるように努力することが大切なのではないかと思います。

また仏教では、人間のあいだには差異がないことが説かれ、教えには、人間のあいだで区別表示が説かれるのはただ名称によるのみだとされています。ただし仏典では、さまざまな場面において、人を相対する二つの立場に分けて教えが説かれています。たとえば、「悪い友と交わるな。卑しい人と交わるな。善い友と交われ。尊い人と交われ[9]」という教えがあるように、他にも「善人」・「悪人」、「善い人々」・「悪い人々」、「賢い人」・「愚かな人」、「聡明な人」・「知恵乏しき人」、「清らかな人」・「卑しい人」などの表現の下に、人を区別しています。医療現場においても「患者」・「医師」・「看護師」という役割・立場上の区別に加えて、それぞれにおいて、賢い患者・医師・看護師がおり、愚かな患者・医師・看護師があり得るということになります。

いずれの立場であれ、やはり人として、より善なる者、清らかなる者、賢い者をめざすことが大事なのではないかと思います。少なくとも人のいのちにかかわる仕事に就く者として、倫理的、道徳的観点から見ても、「卑しいふるまいはしない人」でありたいものです。仏典『スッタニパータ』の第一の章では、「賤しい人」という見出しで教えが記されています。関心のある方は、ぜひその章を開いてみてください。

5　自己を慈しみ、大切にすること

先に引用した「慈しみ」についての教えには、「慈しみのこころを起すべし」、「慈しみの心づかいをしっかりたもて」、「慈しみを行うべし」とあるように、慈悲を実践することの大切さが示されています。看護という行為も、看護を必要とする人びとに対して実践されてこそ、その目的を達成するものであり、その行為とともに慈しみも実践されることになります。つまり、看護者がよい看護を実践するということは、おのずと慈しみの行為を実践していることになり、慈しみの行為を実践するということは、同時によい看護を実践しているものととらえることができます。

教えには「あたかも、母が己《おの》が独《ひと》り子を命を賭《か》けても護《まも》るように、そのように一切の生きとし生けるものどもに対しても、無量の（慈《いつく》しみの）こころを起すべし」とあります。母親がわが身をかえりみず、わが子を守るような純粋な愛情を、看護者としてどの患者にも等しく注ぎなさいといわれても、体験上、それは難しいことであり、できないことでもあります。

そこで、先ずは自分自身を慈しみ大切にできる看護者であることをめざしたいと思います。時折、

「私は自分のことが本当に好きだろうか」、「自分の生命を大切にしているだろうか」、「自分の体をいとおしく思っているだろうか」、「自分がこの世に生を受けたことを有難いと思っているだろうか」、「自分は看護という仕事に誇りをもっているだろうか」、「自分の身をよくととのえているだろうか」、「自分の健康を気遣っているだろうか」、「自分は幸せだろうか」、「自分は悩みのうちにあって悩んではいないだろうか」、「自分の発する言葉はやさしいだろうか」、「自分は人を怨んだり敵意をいだいていないだろうか」、「自分は嘘をついていないだろうか」、「自分は他人に苦痛を与えてはいないだろうか」等、自問してみてはどうでしょう。そしてこれらの自問に対して、ひとつでも、好ましい形で「はい」と答えられるような自身であることをめざすことが大切ではないかと思います。

次に、看護を実践する際、患者の苦しみ、辛さ、状況、現実を「わが身に引きくらべて」考え、判断し、具体的な行動計画へと移しているかどうかを自問してみることです。そのように、まずは自身を振り返り、次に相手の立場に置き換えて物事を考え、行動に移せる態度がとれてこそ、慈しみの心の実践につながっていくのではないかと思います。そして、看護という行為を通じて、少しずつ慈しみを重ねていくならば、必ずや、どの患者に対しても分け隔てのない思いやりの心で接することができるようになるものと考えます。

引用文献

1)中村元『広説佛教語大辞典　中巻』(東京書籍、二〇〇一年、六四二頁)
2)中村元、他・編『岩波仏教辞典』(岩波書店、一九九二年、四五四頁)
3)中村元・訳『ブッダのことば　スッタニパータ』(ワイド版岩波文庫、一九九四年、八〇五、八〇六偈)

4)中村元・訳『ブッダの真理のことば　感興のことば』（岩波文庫、一九九一年）
5)同右、二二九―二三二頁。
6)徳田安春、他「『～さま』と『～さん』：患者敬称の使い方についての患者医師双方への調査研究」（プライマリ・ケア、第三十一巻、一号、二〇〇八年）
7)中村元・訳『ブッダのことば　スッタニパータ』（ワイド版岩波文庫、一九九四年、七〇五偈）
8)同右
9)中村元・訳『ブッダの真理のことば　感興のことば』（岩波文庫、一九九一年、二一一頁）

3 倫理に対する基本姿勢

仏教辞典にも仏教語辞典にも「倫理」という用語は取り上げられていません。しかし、仏教学者の中村元博士は、「仏教では非常に具体的な倫理が説かれている」とし、「仏教の教える実践は、一言でいうならば、道徳的に悪い行為を行なわないで、生活を浄めることである。『人間として為すべきことを努めよ』ともいい、また『自分のなすべきことを行なう人を世人は好ましいと見なす。』と説く[1)]」としています。倫理は道徳とほぼ同義であり、仏教ではブッダの教えそのものが「倫理」であると考えていいのかもしれません。

いずれにしても、「倫理」はよりよい人生を求めて、いかに生きるべきかを問うことにも重なります。ここでは、人の「いのち」の生老病死にかかわる看護という職業における「倫理」に対する基本姿勢について考えます。

1 看護に求められる倫理

一般的に「倫理」とはどのような概念をもつ言葉なのでしょうか。講談社の『新大字典』には「①人のふみ行なうべき道。道徳。②倫理学の略」とあります。他の辞典にも同様の意味が記されています。「倫」には「仲間」の意味があり、人間が社会の中で秩序を保ち、生活していくうえで、一人ひとりが守るべき行為・行動の規準となるものが倫理ではないかと考えます。よって、倫理は、われわれの個人生活、日常生活、社会生活、家庭生活、学校生活、入院生活、療養生活、集団生活など、さまざまな場や場面、状況下において求められるものではないかと思います。

比較的よく見聞きする「倫理」の付く熟語には、「職業倫理」「生命倫理」「医の倫理」「看護倫理」「倫理規定」「倫理観」「倫理学」などの言葉がありますが、医療やその他の倫理に関する用語にも、「倫理規範」「倫理規則」「倫理基準」「ケア倫理」「生命倫理法」「倫理性」「倫理学者」「倫理綱領」「倫理委員会」「医師の倫理」「倫理原則」「倫理的ディレンマ」「倫理的感受性」「倫理的概念」「倫理的課題」「倫理相談」「病院倫理委員会」「倫理教育」「生命倫理教育」「生命倫理懇談会」などを含む、実に多くの言葉が使われています。

特に看護の領域においては、「看護の倫理」「看護の倫理的規定」「看護師の倫理規定」「看護における生命倫理」「看護師の倫理綱領」「看護者の倫理綱領」などの用語が使われています。看護系の教科書には、看護の倫理について次のように記されています。「看護は一つの社会的機能であり、その機能を担う看護者のあり方が看護の倫理である。看護の倫理とは、看護職者にとっての責任と義務はなにかを示したものである。看護において倫理は看護活動のための専門職の基準であって、この基準は看護職者と患者・クライエントの両方を保護するものである。それゆえ、倫理規則は専門職としての行為の公式にみとめられた指針ということができる。すなわち、倫理規則は、その専門職についている人々が複雑な状況におかれたときの判断の枠組みでもある[2)]」とあります。

特に、人の生命に直接かかわる看護者には、看護や医療に関連する「倫理規定」、「倫理規範」を熟知して仕事に携わることが求められます。一方では、倫理と密接に関連している医療、看護関係の「法律」を知っていることも大切なことです。法哲学の専門家は、いのちの法と論理について検討する際には「法的な問題と倫理的な問題とを十分に区別することに注意を払うこと」と同時に、「法と倫理とは区別されるべきであるが、分離して捉えるべきではない[3)]」としています。

法律は社会生活や社会の安定を保つために定められた国の規範であり、人は法を犯せば法の下に等しく裁かれます。一方、倫理的な善悪については、個々人の価値観や信念が反映するものであり、一律に論じ得ない面もあります。たとえば、倫理的には非難できないようなことでも法的に禁じられていること、その逆に、倫理的に非難されるようなことでも、法的に守られていることもあります。このようなことが、先の法律家たちの見解に関係しているのかもしれません。

しかし、看護者として、看護に携わる以上は、関連する法と倫理規定については認識していないといけないと思います。少なくとも、「保健師助産師看護師法」「ＩＣＮ看護師の倫理綱領」、「看護者の倫理綱領」などについては、認識したうえで看護に臨む姿勢が必要でしょう。「看護者の倫理綱領」は、看護職や看護者の方針・主義・主張を箇条書きで示したものであり、そこには信念や価値観も言明されています。

このような看護師の倫理綱領は、国内外を問わず看護の組織において作成されており、看護者がさまざまな状況下においていかなる行為をとるべきかについての判断指針となっています。おそらく、倫理綱領には、世界に共通するものもあるでしょうし、その国固有の価値観、宗教的背景、歴史、国民性、風俗・習慣などにより若干色合いを異にする指針もあるのではないかと思われます。

2　仏教看護と倫理

◇仏教と倫理

宗教は、絶対的価値の規準を示すものであり、さまざまな事象に対し、人間が生きていくうえでの大切な価値判断の規準を示してくれるものです。それはまた、倫理や道徳の基礎をもなしています。『岩波国語辞典』には、「道徳」は社会生活を営むうえで、ひとりひとりが守るべき行為の規準（の総体）であり、自分の良心によって、善を行い悪を行わないこと、とあります。よって、先にも述べたように、「倫理」と「道徳」は、同義と解釈することができます。

「仏教」は一つの宗教の名として用いられています。したがって、仏教も人間が生きていくうえでの大切な価値判断の規準を示してくれるものであり、倫理や道徳の基礎をなすものです。ということは、仏教の教えそのものが倫理の判断指針となるものであり、さまざまな事象に対する価値判断や行為・行動の規準となることを意味しています。

また、冒頭で取り上げた中村元博士の著書『原始仏教　その思想と生活』では、十四の項目について論じられていますが、その内五項目が倫理に関することです。具体的には「生活倫理の基礎」、「男女間の倫理」、「家庭における倫理」、「社会生活における倫理」、「経済に関する倫理」の五つです。すべての項目において、仏教の教えから導かれる倫理について論じられています。たとえば、倫理の基本的立場、性の倫理と結婚生活、夫婦間の倫理、夫の倫理、妻の倫理、親・子の倫理、子の守るべき徳目、社会人の親としての徳目、個人の守るべき道徳、師弟の倫理、友人の倫理などについてです[4)]。

このことからも、倫理は、人間をめぐるあらゆる事象において必要とされるものであることがわかります。よって、医療の場には「医の倫理」、「医療倫理」、「医師の倫理」が、看護の場には「看護倫理」、「看護者の倫理」が必要であると考えられます。さらには、「患者の倫理」、「患者家族の倫理」もあって然るべきでしょう。したがって、仏教看護にも、「仏教看護倫理」や「仏教看護者の倫理」が求められるということになります。

◇仏教看護と倫理

仏教看護が、看護を科学的に探求し、実践することを前提にしていることはいうまでもありません。仏教看護論が、いわゆる看護論の一つとして現代の医療現場で実践されるためには、当然、先に述べたような倫理綱領を熟知し、遵守しなければならないことはいうまでもないことです。

ところで看護に関する倫理綱領は、看護職に求められる重要な倫理規範ですが、看護実践におけるさまざまな場面において、どのような倫理的判断をくだせばよいのか、どのような対応をすればいいのか、何が善なる判断であるのかを具体的に示すものではありません。おそらく、解決できないディレンマも多いことでしょう。例をあげて考えてみましょう。

たとえば、「看護者の倫理綱領」（二〇〇三年 日本看護協会）の条文4には、「看護者は、人々の知る権利及び自己決定の権利を尊重し、その権利を擁護する」とあります。受け持ちのがん患者が真実を知りたいと希望したならば、その知る権利と自己決定を擁護することが看護者に求められるわけです。しかし場合によっては、患者の家族から本人には本当の病名を告げないでほしいと要求されたり、治療・処置などに対する患者本人の自己決定と家族の考えが異なることがあります。逆に患者から、家族には本当の病名を伝えないでほしいという申し出があるかもしれません。あるいは、主治医の治療方針として真実を患者に告げない場合や、治療に対する患者の自己決定と主治医の考え方が一致しないこともあるでしょう。

条文にある「人々の知る権利や自己決定」の「人々」とは、基本的には看護の対象である患者を指しているように思われます。しかし、ターミナルケアや緩和ケアの定義では、その対象は患者とその家族となっており、「知る権利」や「自己決定」に関しては、どちらの選択肢に対しても配慮が求められ、ここにディレンマが生じるわけです。また、看護師と医師の関係においても倫理的なディレンマが生じることも考えられます。

看護者には、常にこのようなさまざまな倫理上のディレンマに向き合い、検討し、解決に向けてかかわっていくことが求められています。しかし、どのような倫理的判断をくだせばいいのか、どのように対応すればいいのかがわからないときには、仏教看護においては仏教の教えが倫理規範となり、その考え方や対応についてのヒントを与えてくれるものと考えます。時には、仏教の教えが、何が善なる判断であるのかを具体的に示してくれることもあるでしょう。

先の例のように、患者本人は真実を知りたがっているのに、その家族が本人に真実を告げることを望まない場合、たとえば次のような教えが、看護者の倫理的判断と対応について知恵を与えてくれるように思います。

「この世では自己こそ自分の主である。他人がどうして（自分の）主であろうか？　賢者は、自分の身をよくととのえて、いろいろの幸《しあわ》せを得る」（『ウダーナヴァルガ』、二三章、一六偈[5]）

「この世では自己こそ自分の主である。他人がどうして（自分の）主であろうか？　賢者は、自分の身をよくととのえて、すべての苦しみから脱れる」（同右二三章、二五偈）

「たとい他人にとっていかに大事であろうとも、（自分ではない）他人の目的のために自分のつとめをすて去ってはならぬ。自分の目的を熟知して、自分のつとめに専念せよ」（『ダンマパダ』、一六六偈[6]）

「何ぴとも他人を欺《あざむ》いてはならない。たといどこにあっても他人を軽んじてはならない（後略）」（『スッタニパータ』、一四八偈[7]）

これらの教えから、「病名告知」や「知る権利」についての倫理的判断の規準とその対応について考えるならば、一つには「この世では自己こそ自分の主である」とあるように、患者自身の希望や願いを最優先すべきではないかと考えられます。もちろん、患者本人の「知りたくない権利」も擁護しなければならない場合もあるでしょう。二つには、「何ぴとも他人を欺いてはならない」とありますから、基本的には患者に嘘をついてはいけないということです。もちろん、状況によっては「嘘も方便」ということもあるかもしれませんが、たとえ患者のためを思ってついた嘘でも、嘘に変わりはありません。三つには、患者本人が真実を知ることが必要だと判断した場合には、毅然とした態度でそれを要求する姿勢が患者自身にも必要ではないかということです。四つには、家族、医療者は患者本人の意向を常に尊重し、本人の望むよりよい最期に向けて、自分たちにできる役割、務めを果たそうとする態度が大切ではないかと思います。「自己決定」に対する考え方についても然りです。

つまり、医療現場において「知る権利」、「知らないでおく権利」、「自己決定」などに伴う倫理的判断の規準について考える場合にも、看護や看護者の倫理綱領のみがその判断規準となるのではなく、本人や家族の倫理についても常に視野に入れて物事を考える態度が大切ではないかと思います。

3　医療事故と看護倫理

◆医療事故と倫理

新聞やテレビで報道されるニュースからも、医療事故や過誤、医療紛争は年々増加の一途をたどっているように思われます。日本では二〇〇一年より厚生労働省が全国の病院から医療事故の情報を収集しているようですが、事故情報の提出義務があるのは国立病院のみであり、私立系の病院も含めた日本全体の医療機関における事故件数はわからないままのようです。「医療過誤」を含む「医療事故」には、深く「医の倫理」、「看護倫理」がかかわっているように思います。日本看護協会リスクマネジメント検討委員会が一九九九年に提示したガイドラインには、「医療事故は、医療従事者が行う業務上の事故のうち、過失が存在するものと、不可抗力（偶然）によるものの両方を含めたもの」であり、「医療過誤は、医療従事者が行う業務上の事故のうち、過失の存在を前提としたもの。過失とは、行為の違法性、すなわち客観的注意義務違反をいう。注意義務は、結果発生予見義務と結果発生回避義務とに分けられる[8]」とあります。

医療事故、医療過誤のいずれもが起こってしまった「結果」を表現するものであり、その結果は医療や看護のめざすものとは相反しており、傷害を意味するものです。その傷害の種類と程度には実にさまざまなものがあります。時には死をもたらし、一生涯にわたる身体的障害や傷害を残す場合もあります。たとえば寝たきりの状態になったり、車椅子生活を余儀なくされたり、四肢の一部を切断したり、神経麻痺となったり、人工呼吸器を装着しなければならないような傷害をもたらすこともあるかもしれません。このような結果としての医療事故、医療過誤は、看護者の掲げる倫理規範や倫理綱領とは相反するものです。

「看護者の倫理綱領」（二〇〇三年　日本看護協会）条文6には「看護者は、対象となる人々への看護が阻害されているときや危険にさらされているときは、人々を保護し安全を確保する」とあります。たとえば、看護者が受持ちのがん患者に処方された抗がん剤を準備する際、薬の単位が通常使用されている単位とあきらかに違っていることに気づいたならば、主治医にその薬の単位を確認することが、医療過誤防止につながる場合があります。看護者が「おかしいな？」と気づきながら、何も主治医に確認せず、抗がん剤が投与されるのを介助したならば、その行為はこの条文に反することになります。

また条文7には「看護者は、自己の責任と能力を的確に認識し、実施した看護について個人としての責任をもつ」とあります。しかし、看護者にこのような態度が欠けていると医療過誤につながる場合があります。たとえば、看護者の「専門的知識の不足」「処置・検査・看護における手技・技術の未熟さ」「手順や方法の誤り」「確認不足」「報告・連絡・記録の不徹底」「観察不足や観察の未熟」「不注意」「乱雑な薬品管理」「錯覚や思い込み」「集中力の欠如」「患者の状態把握不足」「機械器具の整備不備」「取り扱い方法など機器についての勉強不足」「患者への説明不足」など、これらが医療過誤という結果を招き、患者の傷害としての不利益につながることがあります。

看護者の倫理綱領には看護者としての責任・責務の範囲が明示されています。これら専門職としての責務・責任に対する行動指針を顧みないならば、その結果として、医療事故、医療過誤を招く場合があるという点において、この両者は深くかかわっているといえるでしょう。

◇医療事故防止に向けての仏教看護における倫理規範

看護倫理の基本姿勢は、即、医療事故防止に向けての倫理規範と重なるように思います。そこであらためて、仏教の教えを基とした医療事故、医療過誤防止に向けての看護倫理について考えてみたいと思います。仏教看護における倫理規範の基本姿勢については、第2章の1、2で取り上げた教えに重なります。

まず一つには、仏典『ダンマパダ』一八二偈の「人に生まるるは難く、いま生命あるは有難い」という教えをその基本に据えたいと思います。この教えは、人間の生命に対する受けとめ方を示すものですが、看護される者もする者も、等しく得難い生命を受けていること、一人ひとりの生命が何ものにも代え難いものであること、そして、誰も相手には成り代わり得ない生命であることを示しています。看護者は、人間の生命をこのような考え方のもとに尊重したうえで、どのような人々にも等しく看護を提供することが求められています。このような生命観は、さまざまな看護場面において看護を実践し、また医療事故を防止するうえでも大事な倫理規範となるものです。また、このことを深く自覚した看護者であるならば、人の生命に関心を払い尊重し、常に人々を保護し安全を護ろうとするに違いありません。このような生命に対する看護者の認識と自覚は、医療過誤の軽減につながるのではないかと考えます。

二つには、『スッタニパータ』の教え「『かれらもわたくしと同様であり、わたくしもかれらと同様である』と思って、わが身に引きくらべて、(生きものを)殺してはならぬ。また他人をして殺させてはならぬ[9]」を挙げたいと思います。医療事故、医療過誤の最たる結果は、患者の死亡です。医療者側の過失が、患者を死に至らすようなことは決してあってはならないことです。この教えをわきまえた看護者であるならば、常に患者の立場を「わが身に引きくらべて」考えることでしょう。また、「他人をして殺させてはならぬ」とありますから、自身のことはもとより、同僚の看護者、医療者に対しても医療過誤が起こらないような配慮や働きかけを心がけるのではないかと思われます。

三つには、『ダンマパダ』の自己についての教えにあったように、「自己こそ自分の主であること」、「自分よりもさらに愛しいものは他にないこと」、「それぞれに自己が愛しい故に、他者を害してはならないこと」を知っている看護者であることを倫理規範の基本に据えたいと思います。このような教えを自覚した看護者であるならば、常に実施した看護に責任をもつでしょうし、責任を果たすうえで必要な能力を維持し、発展させようと努力するのではないかと思います。おそらく、このような倫理観を有した看護者であれば、医療過誤を起こさないよう常に注意を怠らないのではないかと思います。なぜならば、自分がされていやなことは、相手にもしないように務めるはずだからです。

四つには、仏教看護における基本姿勢として「縁起の理法」を心得ていることの大切さを挙げたいと思います。つまり、医療事故や医療過誤は因縁によって生起した結果であり、その理を知って、同じ過ちを繰り返さないという態度が大切であるということです。仏教でいう「因縁」という言葉は、「縁起」と同義に使われることがあります。原始経典では「因」も「縁」もともに原因を意味する語であり、後に因を直接原因、縁を間接原因とみなす見解が生じたようです。「縁起」は仏教の中心思想の一つに考えられていますが、「一切のもの（精神的な働きも含む）は種々の因（原因・直接原因）や縁（条件・間接原因）によって生じる」という考え方です。一言で言えば「縁りて起こる」ということであり、すべての物事は、因と縁から生起するということになります。

結果としての医療事故、医療過誤もこの理に当てはめて考えることができます。つまり、医療事故や医療過誤には、必ずそれを招いた直接原因や条件があるということです。したがって、その原因や条件となった事柄を明らかにすることによって、同じ結果を招かないようにすることができます。年々歳々、医療事故の件数が増えているということは、その原因の分析と誠の反省、未然に防ぐための努力や注意が欠けていると言えるのかもしれません。仏教看護では、ここで取り上げてきた教えを基として、同じ過ちを繰り返さないという意志や態度を大切にしたいと思います。

引用文献

1)中村元『原始仏教　その思想と生活』（日本放送出版協会、一九九五年、一五八頁）

2)波多野梗子・小野寺杜紀『系統看護学講座　看護学概論』（医学書院、二〇〇三年、二四六頁）

3)葛生栄二郎・河見誠『新版 いのちの法と倫理』（法律出版社、二〇〇〇年、まえがき）

4)中村元『原始仏教　その思想と生活』（日本放送出版協会、一九九五年）

5)中村元・訳『ブッダの真理のことば　感興のことば』（岩波文庫、一九九一年）

6)同右

7)中村元・訳『ブッダのことば　スッタニパータ』(ワイド版岩波文庫、一九九四年)

8)日本看護協会リスクマネジメント検討委員会・編「組織でとりくむ医療事故防止―看護管理者のためのリスクマネジメントガイドライン」(看護、第五一巻、一二号、一九九九年)

9)中村元・訳『ブッダのことば　スッタニパータ』(ワイド版岩波文庫、一九九四年、七〇五偈)

第3章

仏教看護と人間関係

看護は人間関係の過程そのものであるといっても過言ではありません。看護される者とする側の人間関係の在りようは、看護を方向づけ、看護の質や結果を左右するとともに、患者やその家族がめざすべき健康上の理想の姿に至れるかどうかを決定する条件にもなります。ここでは、仏教看護を実践するうえでの、人間関係の基本となる事がらについて考えます。具体的には、仏教看護における人間関係、仏教看護における人間関係と対話の在りよう、今、医療現場で問題になっている患者・家族の暴言・暴力への対応などについて取り上げます。

1 仏教看護における人間関係

仏教看護における人間関係については、すでに第2章で取り上げた事がらと重複する部分があります。なぜならば、仏教看護実践の基本姿勢そのものが、即、人間関係に反映するからです。つまり、生命や自己に対するとらえ方、看護倫理に対する基本姿勢が人間関係の基本となり、かつ、その在りようが人間関係の善し悪しを左右するものと考えます。ここでは第2章で取り上げたことを踏まえ、あらためて、仏教の教えからみた人間関係の基となる看護者の資質や態度について考えたいと思います。

1　仏教の教えに学ぶ人間関係の基本姿勢

◇人間はみな平等であるということ

仏典の中に次のような教えがあります。[1)]

「身を稟《う》けた生きものの間ではそれぞれ区別があるが、人間のあいだではこの区別は存在しない。人間のあいだで区別表示が説かれるのは、ただ名称によるのみ」

「世の中で名とし姓として付けられているものは、名称にすぎない。〔人の生まれた〕その時その時に付けられて、約束の取り決めによってかりに設けられて伝えられているのである」

ブッダは、人間には生まれによる差異はなく、ただ、人の名前、呼び名による区別があるのみ、としています。ブッダがこのような教えを説かれた背景には、当時、社会の大きな枠組みがバラモン（僧侶）、クシャトリア（軍人・貴族）、ヴァイシャ（平民）、シュードラ（賎民）という四種姓に分けられており、身分による区別というよりも差別があったからではないかと思います。仏教語では、「差別」を「しゃべつ」と読み、区別の意味がありますが、両者の概念には微妙な違いがあるように思います。現代では、「差別」という言葉には分け隔てがあり、差をつけて扱うニュアンスがありますが、「区別」はあるものと他のものとの間に認められる違いであり、違うものとして分けることを意味しています。

仏教が説かれた時代は、今から二千五百年も六百年も前のことです。現代との間には、時代的・歴史的にも隔たりがあり、文化的、民族的、宗教的な面からみてもさまざまな相違があることは否めませんが、時代が変わってもいろいろな状況下におけるある種の差別はあるようにも思われます。

そこで、人間関係の基本となる考え方の一つとして、看護される者、する者は共に人間であり「万人は平等である」ということを基本に据えたいと思います。教えに記されている区別表示や名称とは、名と姓の名称のみならず、たとえば、年齢、性別、職業、地位、立場、家庭環境、学歴、身体的特徴、性格、結婚・離婚、家族構成、保険区分、病気の種類など、あらゆる事象を表す概念について該当するものです。

看護者は看護の対象となる人々を区別表示や名称でもって差別することなく、いずれの患者にも公平に接してこそ、よい人間関係が築けるものと考えます。この考え方が崩れると、患者に対する看護者の所作、反応の仕方に微妙な差異が生じ、ひいては患者との人間関係に影響するものです。

看護を受ける側にも同様のことがいえます。患者の中にも、主治医と受け持ち看護師に対する言葉づかいが微妙に異なる人がいます。医師には丁寧語を使い、看護師には比較的ぞんざいな話しぶりをする患者もいます。「お医者さま」という言い方はあっても「看護師さま」という言い方はないようにも思います。また、いずれの看護師に対しても、「看護師さん」と代名詞でしか呼ばない患者と、「○○さん」あるいは「○○看護師さん」と名前を呼ぶ患者とでは、呼ばれる側にとっては、微妙な心理上の違いがあることも経験しました。このように、人間関係においては、微妙な差別や思惑、駆け引きがあることも事実です。これらが因や縁となって、人間関係に好ましくない影響を与えることがあるのだとすれば、ときには立ち止まって「人間はみな平等である」ということを思い起こしたいものです。

◆人間関係の善し悪しを左右するのは行為であるということ

仏典に「生れによって賤しい人となるのではない。生れによってバラモンとなるのでもない。行為によって賤しい人ともなり、行為によってバラモンともなる。[2)]」とあります。今では法的に廃止されていますが、先にも述べたように、インドにはバラモン、クシャトリア、ヴァイシャ、シュードラの四つのカーストがあります。バラモンはその最高階級で僧侶、思想的指導者を指し、社会において人々から崇められる立場にありました。

しかし、ブッダは、人は生まれによって貴いのではなく、とらわれることのない人、執着のない人をバラモンという、としています。ということは、先に述べたように、人はみな人間の名の下に一様であり平等なのかといえば、決してそうではないということになります。行為によって「賤しい人」にもなり、「尊い人」にもなるということは、人間には、生まれながらの差別はないけれども、行為によって区別があるということです。

すでに第2章で取り上げましたが、仏典ではさまざまな場面において、人を行為によって相対する二つの立場に分けて教えを説いています。たとえば、「悪い友」・「善い友」、「賤しい人」・「尊い人」、「賢い人」・「愚かな人」、「清らかな人」・「卑しい人」、「聡明な人」・「知恵乏しき人」などの類です。その善し悪しは別として、ほかにも、さまざまな特長ある行為・行動をとる人がいます。気短な人・気長な人、おしゃべりな人・無口な人、愛想のいい人・無愛想な人、静かな人・賑やかな人、我慢する人・しない人、歌の好きな人・嫌いな人、目立ちたい人・目立ちたくない人など、挙げれば切りがありません。このように、行為によって異なる者同士がかかわり合うということは、人間関係の在りようにも微妙に影響するように思います。

たとえば、二人部屋に入院している患者間でも、性格、価値観、好み、ライフスタイルなどが異なれば、それが互いの行為に現われ、両者の人間関係にも影響することでしょう。話好きな患者とその逆のタイプの人が同室になったならば、ときに気まずい雰囲気になることがあるかもしれません。

医療の場における人間関係の善し悪しも、患者、患者家族、医師、看護師、コメディカルスタッフ、見舞う人などの行為如何によって左右されるものと考えられます。行為にはさまざまなものがありますが、看護においては、看護者の立ち居振る舞い・ことば・表情、ケア、処置、介助、説明、指導などあらゆる場面における所作を含みます。その行為の在りよう如何によって、双方の人間関係に影響することが考えられます。

孫のような若い看護師から「おじいちゃん、おしっこする？」と言われて、「孫でもない看護師から子ども扱いされたうえに、おじいちゃんと言われる筋合はない」と憤慨した患者がいました。インターフォンで「点滴が終わりそうです」と伝えても、「ハーイ」と返事したまま、なかなか針を抜きに来てくれない看護師にいらだちを覚える患者もいることでしょう。このようなことがきっかけで、人間関係にこじれが生じることがあります。もちろん、看護者の行為や所作が、よい人間関係をもたらすことも多々あります。

いずれにしても、さまざまな個性をもった人間同士がかかわり合うということは、よきにつけ、悪しきにつけ、互いの人間関係に影響を与え合うということを認識しておきたいと思います。

◆人間関係はつねに変化しているということ

仏典に次のような教えがあります[3]。

「花は咲く縁が集まって咲き、葉は散る縁が集まって散る。ひとり咲き、ひとり散るのではない。縁によって咲き、縁によって散るのであるから、どんなものも、みなうつり変わる。ひとりで存在するものも、常にとどまるものもない。すべてのものが、縁によって生じ、縁によって滅びるのは永遠不変の道理である。だから、うつり変わり、常にとどまらないということは、天地の間に動くことのないまことの道理であり、これだけは永久に変わらない」

この教えの中の「花」や「葉」を人間や人間関係に置き換えてみるならば、人間関係は常に縁によって成立し、壊れ、変化するものであるということを学ぶことができます。ここでいう「縁」とは原因一般のことであり、あらゆる条件のことです。それは、人間関係に影響を与える作用であり、行為であるといってもいいのかもしれません。つまり、縁によって、新しい人間関係が築かれたり、壊れたり、その関係がよくなったり、悪くなったりして変化しているということです。また、それらの縁を介して生じる人間関係は、常にその人の五感を通じて感じ取られ、判断され、反応するなかで起きています。たとえば、看護師の患者に対するある言葉掛けが、患者に回復意欲を起こさせたり、逆にやる気をなくさせる場合があります。あるいは、専門的知識に裏づけされた看護行為や処置が、患者に安心感を与え、信頼関係を深めることもあるでしょう。このように、さまざまな縁がよきにつけ、悪しきにつけ両者の人間関係に影響を与えます。

よい人間関係にも、悪い人間関係にもそのような結果を引き起こしている縁が介在するのならば、望ましくない人間関係が生じたときには、その縁を明らかにすることにより、よい関係に転換させることができます。看護における人間関係も、その縁によってよくも悪くもなり、一時も止まらず変化しているものであることを心しておきたいと思います。

◆人間関係の善し悪しを左右する心

仏典には「こころ」についての教えが数多くあります。たとえば仏典『ダンマパダ』も、冒頭から次のような「心」についての教えから始まっています。

「ものごとは心にもとづき、心を主とし、心によってつくり出される。もしも汚れた心で話したり行なったりするならば、苦しみはその人につき従う。――車をひく（牛）の足跡に車輪がついて行くように。ものごとは心にもとづき、心を主とし、心によってつくり出される。もしも清らかな心で話したり行なったりするならば、福楽はその人につき従う――影がそのからだから離れないよう

に」[4]（一偈、二偈）

この教えにあるように、人にあってはすべてのことが「心」からつくり出され、「心」に支配されるものであることがわかります。発せられる言葉も、行動も、もろもろのものごとは心が支配しているがゆえに、ブッダは「心」を何よりも重視して教えを説かれたのではないかと思います。仏教では、一般に、心・意・識は同義異名としてあつかわれています。また、『ダンマパダ』には、「心」についての章があり、心の本質を次のように記しています。[5]

「心は、動揺し、ざわめき、護り難く、制し難い。英知ある人はこれを直《なお》くする。――弓師が矢の弦を直くするように」（三三偈）

「心は、捉《とら》え難く、軽々《かろがろ》とざわめき、欲するがままにおもむく。その心をおさめることは善いことである。心をおさめたならば、安楽をもたらす」（三五偈）

「心は、極《きわ》めて見難く、極めて微妙であり、欲するがままにおもむく。英知ある人は心を守れかし。心を守ったならば、安楽をもたらす」（三六偈）

「心は遠くに行き、独り動き、形体なく、胸の奥の洞窟にひそんでいる。この心を制する人々は、死の束縛からのがれるであろう」（三七偈）

「心が煩悩に汚されることなく、おもいが乱れることなく、善悪のはからいを捨てて、目ざめている人には、何も恐れることが無い」（三九偈）

『和英対照仏教聖典[6]』にも、心について次のような記述があります。

「心はたくみな絵師のように、さまざまな世界を描き出す。この世の中で心のはたらきによって作り出されないものは何一つない」（九九頁）

「このように、この世界は心に導かれ、心に引きずられ、心の支配を受けている。迷いの心によって、悩みに満ちた世間が現われる。すべてのものは、みな心を先とし、心を主《あるじ》とし、心から成っている」（一〇一頁）

「人の心の変化には限りがなく、そのはたらきにも限りがない」（九七頁）

「ところが、この心は常に恐れ悲しみ悩んでいる。すでに起こったことを恐れ、まだ起こらないことをも恐れている。なぜなら、この心の中に無明《むみょう》と病的な愛着とがあるからである。この貪《むさぼ》りの心から迷いの世界が生まれ、迷いの世界のさまざまな因縁も、要約すれば、みな心そのものの中にある」（九九頁）

これらの「心」についての教えは、仏典の中の一部に過ぎませんが、心が多様な特徴や作用を有していることを示しています。「この世の中で心のはたらきによって作り出されないものは何一つない」ということは、人間のあらゆる所作、つまり、感受、認識、反応、言葉、行為、行動なども、心から生じ、心が支配しているということになります。人間関係も、心が支配し、心が作り出していると考えることができます。また、心は自ら制し難い側面を有していると同時に、制することもできるものであるという点に注目しておきたいと思います。

心のはたらきがさまざまな人間関係を生み出しているということは、心の在りようを調整・制御することによって、その関係をよくも悪くも変化させることができるということになります。悩みに満ちた人間関係も心次第で好転させられると考えていいでしょう。また、心はまだ生じていない人間関係のことを恐れ、心配し、苦しみを作ることもあるようです。

ところで、個々人の心によって、物事の受けとめ方、感じ方、反応の仕方が異なります。言葉を換えれば、五感で感じ取っているあらゆる刺激に対する快・不快の感じ方が異なるのです。つまり、生きていくうえでの価値観、信念、信条、ライフスタイル、好き嫌い、性格、背景、環境、役割・立場などが個々に異なるため、心での受けとめ方、感じ方も違うといえるのかもしれません。したがって、Aさんには心地よいことが、Bさんにとっては不快であったり、居心地が悪いこともあります。

また、人間は相手には成り代わることができず、相手の心を相手と同じようにはわかり得ない存在です。このような存在としての人間が相互に理解しあい、人間関係を築いていくことは、案外難しいことなのかもしれません。そうであればこそ、お互いに相手に対して限りない関心を払い、わかろうと努力しつつ、人間関係を築いていくことが大切になってきます。

2　仏教看護における人間関係の基となる看護者の資質と態度

◆看護者の専門的知識と技術

広く看護に関する専門的知識やその知識に裏打ちされた技術は、患者に対して安全で、安楽な看護を提供するうえでなくてはならないものであり、それは患者と看護者がよりよい人間関係を築くうえでの基となるものです。このことが保証されなければ、患者は看護という行為も看護者をも信頼することはできないでしょう。信頼関係が築けなければ、よい人間関係は成立しません。したがって、人間関係の基となる看護者の資質として、まずは、看護者が専門的知識と技術を身につけていることをその前提にしたいと思います。

医療事故、医療過誤のことについては、すでに第2章の「看護の倫理に対する基本姿勢」のところで取り上げましたが、看護者側の専門的知識不足や未熟な技術が原因でそのような結果を招いているケースも少なくありません。看護者が起こした医療過誤に対して、患者側が病院や医療者側の人間を告訴し、裁判沙汰になっていることは多々あります。このような場合は、まさに看護者の専門的知識不足や技術の未熟さなどが因や縁となって、患者や家族に傷害という結果をもたらし、場合によっては、生涯にわたる不利益を与え、最悪の場合は患者に死をもたらすこともあります。これらは、最も望ましくない人間関係をもたらすことにつながります。

また、看護者の未熟な技術は患者に不安と苦痛を与えます。ケアや処置の際に伴う身体的、精神的苦痛は、患者にその看護者を敬遠したいという気持ちにさせるでしょう。その思いは意識的、無意識的に患者の言動に表れ、次第に両者間の信頼関係を壊し、ひいては人間関係にも影響を与えます。このようなことからも、看護者が専門的知識や技術を身につけていることは、望ましい人間関係を成立させるうえでの必要かつ十分条件であると考えます。

◇人の性質・行動の特徴についての知識

自分自身の性質や行動特性さえも正確には把握できない人間が、他者のそれらについての特徴をとらえることは難しいことです。しかし、心理学や行動心理学などの知識や技術が、相手の性質や行動特性を理解し、よりよい人間関係を築くうえで役立つ場合があります。たとえば、ある患者や看護師が、常に相手を困らせるような行動をとったり、人間関係をこじらせることがあるとするならば、そこには必ずそのような結果を招いている原因や条件があるはずです。そのような人には、必ずといっていいほど、人間関係をこじらせる癖があるといわれています。かつて、そのような人間関係の中に起こる悪循環を分析し、その成り立ちやからくり、そこから脱却してよりよい人間関係を営む方法などについて、ナースのための交流分析の手法を通じて学んだことがあります[7]。つまり、それらの知識や技術を身につけることによって、よりよい人間関係を具体的に探ることができる場合があります。

われわれの周りには、人間理解を促すと思われるさまざまな理論があります。たとえば「臨床心理学」のテキストを開けば、臨床心理学の基礎理論や方法論に関する理論、人格理解の方法に関する理論や評価、心理療法や分析に伴う理論などが載っています。あるいは、ターミナルケア関係のテキストには、キューブラー・ロスの「臨死患者がたどる心理過程の5段階」、危機のプロセスに関する「フィンクの危機モデル」、病的な悲嘆の過程、クラインベルの「精神的援助やカウンセリングの原理」、ストレス因子とストレス状態の表など、ターミナル期にある患者理解に向けての理論や方法論、分析の仕方などが取り上げられています。

確かに、このような理論関係の知識や技術は、人間理解、他者理解を促し、患者や家族とのよりよい人間関係を築き、ケアを実践していくうえで役立つものです。したがって、看護者として身につけていなければならないさまざまな理論については、しっかり学んでおく必要があるでしょう。ただし、一方では、理論に対して過信しないことも大事なことではないかと思います。なぜならば、仏典の教えにもあるように、人間の心は捉え難く、軽々とざわめき、欲するがままにおもむき、極めて見難く、微妙であり、別々の方向に走り、自ら制することが難しい性質を備えているからです。理論はあくまで、一理論であって、理論どおりにはいかないことも視野に入れて、人を観察し、知識を活用することが大事だと思います。ともすれば、理論に関する知識やマニュアルがあると安心しがちですが、心したい点です。

◇人間関係の基本となる看護者に求められる資質と態度

看護者が具えているべき人間関係の基本となる資質や態度とは、どのようなものなのでしょうか。看護の対象は、生老病死に伴う何らかの問題や障害、あるいはニーズを抱えています。しかし、看護する側も、いつ対象と同じ立場に置かれるかわからない存在です。「わが身に引きくらべて」ものを考えることができてこそ、真の患者中心の看護といえます。したがって、仏教看護に携わろうとする看護者は、自らが「生老病死」に向き合い、生と死の超克し難い一線を超えるための努力を怠らない人であることが求められます。

また、健康的な生活を送ることの大切さを自覚し、努めている人であることも望まれます。自身の健康を顧みず不摂生をしている看護者が、まことしやかに患者の健康指導をする場合には、少し説得力に欠けるかもしれません。わが身を真にいとうことのできる看護者であってこそ、相手との間によき人間関係が築けるように思います。

次に示す二〇項目は、仏典にある教えを基とし、看護や看護師の倫理綱領にある事柄も視野に入れ、よりよい人間関係を築くうえで看護者に求められるのではないかと思われる資質や態度についてまとめたものです。もちろん、項目によっては、看護者のみならず、他の医療者、患者、患者の家族にも求められることだと思います。しかし、これらすべてを身につけることなど、とうていできそうにはありません。しかし、たとえ一つでも身につけようと心がけ、実行に移そうとする態度こそが大事なのではないかと思います。なぜならば、ブッダは、実践すること、行為することがなによりも大事だと説いているからです。

① 看護という行為に自ら喜びと誇りを感じ

② だれからも信頼され、折り目正しく品性に香りが感じられるような

③　真の事実を大切にし、嘘をつかず
④　むさぼりの心、怒りの心、愚かな心から離れ
⑤　明るく、未来の世に希望をもち
⑥　すべてにおいて節度をわきまえ
⑦　時間を守り、約束を忘れず
⑧　すべての対象に対して公平であり
⑨　見え透いたお世辞や二枚舌を使うことなく
⑩　毎日何かを学び、反省し
⑪　謙虚であり
⑫　人とは争わず、柔和であり
⑬　優しい言葉を口にすることができ
⑭　心に静けさがある
⑮　死に対する強い恐怖心や不安がなく
⑯　温かいまなざしと鋭い洞察力を有し
⑰　未来の世に信があり、恥じる心があり
⑱　努力し、励み
⑲　ものごとに執着することがなく
⑳　心の念いが安定しており、行いが静かである

患者やその家族、同僚との人間関係がうまくいかないという現実に直面したときに、これらの資質や態度が、自らを振り返り、その原因を探る手立ての一つになればと思います。たとえば、よく遅刻をし

たり、患者や同僚との約束を忘れたり、言葉に刺があったり、心の念いが安定しておらずいらいらしているようなことがあれば、当然、周囲の人との人間関係に影響するでしょうから。

仏典には、「さまざまに人を区別することができるが、その実、人の性質は容易に知ることはできない。ただ、仏だけがこれらの性質を知りぬいて、さまざまに教えを示す[8)]」とあります。そうであるならば、まずは自身の性質を知る努力をすること、そして看護者としての自分に求められていると思われる資質や態度について考え、常にそれらを振り返り点検することが、周囲の人々とのよい人間関係を築くうえで大切になってくるのではないかと思います。

引用文献

1)中村元・訳『ブッダのことば　スッタニパータ』（ワイド版岩波文庫、一九九四年、六一一偈、六四八偈）

2)同右（一四二偈）

3)『和英対照仏教聖典』（仏教伝道協会、二〇〇〇年、八三頁）

4)中村元・訳『ブッダの真理のことば　感興のことば』（岩波文庫、一九九一年）

5)同右

6)『和英対照仏教聖典』（仏教伝道協会、二〇〇〇年）

7)杉田峰康『こじれる人間関係』（創元社、一九八九年、六頁）

8)『和英対照仏教聖典』（仏教伝道協会、二〇〇〇年、一七九頁）

2　看護における人間関係と対話

ここで取り上げる「対話」とは、いわゆる「コミュニケーション」のことです。カタカナのまま「コミュニケーション」という言葉を用いたほうがいいのかもしれませんが、やはり「仏教看護論」では「対話」や「会話」という日本語を使いたいと思います。仏教の教えを基本に据えながら、人間関係の基となる対話の大切さ、対話の技術などについて考えます。

1　人間関係の基となる対話

◇説教と対話

よく「親に説教された」とか「先生からまた説教された」などといいますが、「説教」という言葉は、本来、仏教語です。もとは「説経」と書き、経文や教義を説き聞かせ、民衆を教化《きょうけ》することです。教化とは、人々に説き教えて感化し、善に導くことです。教化を目的とする説教は、ブッダに始まるようです。

仏教語に「応病与薬《おうびょうよやく》」という言葉があります。仏教辞典には「病に応じて薬を与えるという意。仏の教えは、衆生の機根（仏教を受ける素質・能力）に適合するように説かれ、このことを〈対機説法〉〈随機説法〉という。仏は衆生の病を癒す医者の王にたとえられる場合があるが、そのたとえの立場から、仏が衆生の病の種類に応じて、その病を癒す薬を調合して与えるという発想が生まれ、応病与薬という用語ができた[1)]」とあります。

人を見て法を説くことが、病に応じて薬を与えることに喩えられる点には、興味深いものがあります。ブッダが、教えを広く人々に伝え、導くことは、とても大事なことだったと思われます。しかし、多種多様な人々に、教えを伝えることは苦労があったに違いありません。それゆえ、それぞれの素質・能力に応じた説き方、つまり対機説法が必要だったのでしょう。

説教といえば、ブッダから一方的に人々に教えが説かれたような感じがしますが、相手の反応や理解度に応じて、さまざまな対話があったことは想像に難くありません。おそらく、ブッダは、対話ということを重要視されたと思います。また、説教は、対話の相手があり、教えの内容があり、教えを説く場所があって成立するものです。

看護も、看護の対象・目的・方法・場・主体があって成立します。看護の目的達成に向けて、さまざまな援助、行為、処置、ケア、指導・教育、説明などが行われるという点において、対話は必要欠くべからざるものであると考えます。

仏教語に「共語《ぐうご》」という言葉があります。ともに語ること、話し合うことですが、対話においては「共に」語り合うという点が大事なのではないかと思います。また、日本語の「対話」と「会話」には同じ意味合いがあります。いずれも向かい合って話すこと、またその話、やりとりのことをいいます。英語での会話（conversation）は、何人かの間での話のやりとりを意味し、対話（dialogue）の方は、二人の間の会話・対話を意味するようです。また、よく使われるコミュニケーション（communication）は、気持ち・意見などを、言葉を通じて相手に伝えること、通じ合いの意がありますが、ここで用いる「対話」には、これらの意味合いをすべて包含した言葉として用いたいと思います。

◇人間関係と対話

『和英対照仏教聖典』（仏教伝道協会）の中に次のような言葉があります。

「網の目が、互いにつながりあって網を作っているように、すべてのものは、つながりあってできている。一つの網の目が、それだけで網の目であると考えるならば、大きな誤りである。網の目は、ほかの網の目とかかわりあって、一つの網の目といわれる。網の目は、それぞれ、ほかの網が成り立つために、役立っている」（八三頁）

「すべてのものは互いに関係して成り立ち、互いによりあって存在するものであり、ひとりで成り立つものではない。ちょうど、光と影、長さと短さ、白と黒のようなもので、ものそれ自体の本質が、ただひとりであり得るものではないから無自性《むじしょう》という」（一一九—一二一頁）

「幾千万の人が住んでいても、互いに知り合うことがなければ、社会ではない。社会とは、そこにまことの智慧が輝いて、互いに知り合い信じあって、和合する団体のことである。まことに、和合が社会や団体の生命であり、また真の意味である」（四七九頁）

これらの言葉は、人間は一日として、他者とのかかわりなしには生き、生活することはできないことを示唆しています。人は、人間関係なしには存在し得ないということになります。人間関係を通じて互いに知り合い、信じあうためには、対話や会話が必要となりますから、言葉を換えれば、人間は対話なくして生きていくことはできないといってもいいでしょう。

対話や会話の手段は、言葉だけではありません。人と人との出会いの場では、言葉のみならず、表情・態度・文字をはじめとするさまざまな手段が使われています。対人コミュニケーションでは、「二者間の対話では、言葉によって伝えられるメッセージ（コミュニケーションの内容）は、全体の三五パーセントにすぎず、残りの六五パーセントは、話しぶり、動作、ジェスチャー、相手との間のとり方など、言語以外の手段によって伝えられる[2]」という報告もあります。

新生児や乳児とは言葉を交わし合う対話はできませんし、先天性、後天性の障害や疾患により言葉を話せない人、話せなくなった人はたくさんいます。患者の中には植物状態の人、意識不明の人などもいます。たとえ相手がどのような状況・状態にあったとしても、相手との意思疎通をはかり、人間関係を築きつつ看護を実践していくためには、さまざまな対話の手段を活用することが求められます。

2　看護における人間関係と対話

◆仏教看護における対話の基本

看護を必要とする人と看護を提供する者が、共に一つの方向をめざして進むうえで、また、相手とは同じようにはわかり得ない者同士が、お互いをわかろうとするためにも対話はなくてはならないものです。その対話の基本姿勢の一つとして、「愛語」を挙げたいと思います。愛語は、やさしく言うこと、愛情のこもった言葉、やさしいやわらかな言葉、親しみのある心のこもった言葉のことです。愛語は、「四摂法《ししょうぼう》」（四摂事《ししょうじ》ともいう）の教えの一つに挙げられています。この教えは、社会生活を送るうえで欠くことのできない四つの徳のことであり、人心をおさめる四種の行為のことですが、相手との信頼関係、望ましい人間関係を築くうえで大切な教えではないかと思います。

具体的には、①布施《ふせ》（物心両面で相手のために尽くすこと）、②愛語《あいご》（やさしい言葉をかけること）、③利行《りぎょう》（相手のためになる行為をすること）、④同事《どうじ》（相手と同じ立場に立つこと）の四段階を指しています。愛語は、臨床における人間関係のみならず、社会生活を送るなかで他者とのよい人間関係を築くうえでも、対話の基本となるものです。

ずいぶん昔の話になりますが、直腸ポリープを切除するために入院したときの、主治医との対話が今でも忘れられません。手術の後、局部の処置を受けていたときのことでした。これは主治医と私との対話です。

医師：排便後ちゃんと消毒をしていますか？

私　：はい、そのつど坐浴をしています。

医師：消毒は？

私　：えっ、消毒？

医師：坐浴の後、消毒するように看護師さんから聞かなかった？

私　：えっ、！　（聞いていなかったように思うけどそのことは口にしないでおく）

医師：ちゃんと消毒してもらってくださいよ。知りませんよ。化膿しても。

この対話の後、本当に化膿しそうな気がして不安になりました。もしも、主治医から「化膿するといけませんから、消毒してもらってくださいね。看護師さんにも言っておきますから」と、返されていたならば、おそらく不安は感じなかったでしょう。また、そのときのこの対話をノートに書きとどめることなどしなかったと思います。特に回診のときなどは、患者はある種の緊張状態におかれています。医療者は、言葉のもつ重さを自覚し、患者には思いやりのある温かい言葉を選んで対話することが大切であると思います。

次に、「妄語《もうご》」・「綺語《きご》」・「悪口《あっく》」・「両舌《りょうぜつ》」を戒めるということを挙げたいと思います。仏教では、人間の交わりの道具として言葉を重視し、これら口の悪が四つ立てられています。

妄語とは嘘をつくこと、いつわりをいうこと、また嘘いつわりの言葉のことです。綺語は雑穢語《ぞうえご》ともいい、無意味で無利益な飾った言葉、誠実を欠く言葉、悪い意味の冗談、猥褻な言葉、不真実な言葉、口から出まかせのいいかげんな言葉のことです。見え透いたお世辞も含まれると思います。悪口は、人を悩ます言葉、粗悪な言葉、荒々しい言葉のことであり、辞書には、必ずしも「わるくち」ではないとありますが、それも含めてとらえてもいいでしょう。両舌は、「りょうぜち」とも読み、離間語《りけんご》ともいうようです。他人をそしる悪口のことであり、かげぐち、人の仲をさく言葉をもてあそぶことで、いわゆる二枚舌のことです[3]。人との対話において、これらの言葉は人間関係を築くうえで好ましくない言葉として自戒しておきたいと思います。

◇対話がこじれる原因とその対応

相手との対話がうまくいかず、人間関係がこじれる場合には、必ずそうさせている原因・背景があるはずです。仏典『スッタニパータ』[4]に、次のような教えがあります。

「世間では、人は諸々の見解のうちで勝《すぐ》れているとみなす見解を『最上のもの』であると考えて、それよりも他の見解はすべて『つまらないものである』と説く。それ故にかれは諸々の論争を超えることがない」　（七九六偈）

「かれ（＝世間の思想家）は、見たこと・学んだこと・戒律や道徳・思索したことについて、自分の奉じていることのうちにのみすぐれた実《み》りを見、そこで、それだけに執着して、それ以外の他のものをすべてつまらぬものであると見なす」　（七九七偈）

「ひとが何か或るものに依拠《いきょ》して『その他のものはつまらぬものである』と見なすならば、それは実にこだわりである、と〈真理に達した人々〉は語る。それ故に修行者は、見たこと・学んだこと・思索したこと、または戒律や道徳にこだわってはならない」　（七九八偈）

「智慧に関しても、戒律や道徳に関しても、世間において偏見をかまえてはならない。自分を他人と『等しい』と示すことなく、他人よりも『劣っている』とか、或いは『勝れている』とか考えてはならない」　（七九九偈）

「（世の学者たちは）めいめいの見解に固執して、互いに異なった執見《しゅうけん》をいだいて争い、（みずから真理への）熟達者であると称して、さまざまに論ずる。――『このように知る人は真理を知っている。これを非難する人はまだ不完全な人である』と」　（八七八偈）

これらの教えを通じて、対話がこじれる原因について学ぶことができます。一つには、はなから相手より優位に立って対話をする場合、二つには、相手よりも劣っているとか、優れているという意識のもとに対話をする場合、三つには、自己の考えに固執して対話をする場合、四つには、相手の話に耳を傾けず対話をする場合、五つには、お互いの意見が通じないまま対話が進められていく場合、などです。

これらの考え方は、対話をする際の患者・看護者双方に当てはまります。たとえば、看護者は糖尿病で入院している患者に、食事、運動、薬、療養生活などについて指導をする場合があります。相手にわかるように話したつもりでも、理解されないことがあります。そのような場合は、一つには看護者が相手にわかるような説明（対話）ができていないこと、つまり説得力に欠ける場合です。人間として同等であったとしても、患者には看護者と同じ専門的知識があるわけではありません。優位に立たず、相手の理解度に合わせた対話が必要となります。

二つには、患者側に聞こうとする態度、わかろうとする態度が欠けている場合が考えられます。このような場合は、看護者側がどれだけわかりやすく説明をしたとしても、相手には理解されないでしょう。このようなケースの場合は、まずは、なぜ患者がそのような態度をとるのか、その原因を探ることが必要となるでしょう。

三つには、相手の理解の状況確認をしないままに対話が進められる場合が考えられます。健康や療養上の指導目的や内容は明らかにされていますから、対話を通じて要所要所で患者に確認をすることが必要ではないかと思います。

また、命令口調の言葉、感情のこもっていない事務的な言葉、軽率な言葉、荒々しい言葉、馴れ馴れしい言葉、つっけんどんな返事や言葉、きわどい冗談、軽率なおしゃべりを続けること、返事をしないことなどがもとで、お互いの人間関係にこじれが生じることもあります。このことは、患者、看護者双方に該当することです。

つまり、対話がこじれる場合には必ずその原因があり、最初からこじれないような対話の仕方を心がけることが求められます。また、対話がこじれたならば、そのこじれの原因を探り、対話の方法を改めればいいということになります。

すでに、第2章の2「自己に対する基本姿勢」のところでも引用しましたが「『かれらもわたくしと同様であり、わたくしも彼らと同様である』と思って、わが身に引きくらべて、(生きものを)殺してはならぬ。また他人をして殺させてはならぬ[5]」という教えがあります。対話をする際には、常に「わが身に引きくらべて」することが大切ではないかと思います。それは相手に限りない関心を払い、相手の立場に立って対話を展開するということです。

仕事柄、人を介して初対面の方とお話をする機会がありますが、その際、あいさつや仕事関係以外のことは話題にしない人がいます。こちらから質問をしたり話題を投げかけると答えが返ってくるのですが、相手からは話しかけてもらえないような場合は、「仕事以外のことでは、あなたには関心がありません」と言われているようで、淋しい気持ちになることがあります。ビジネスライクだといわれればそれまでですが、「あなたとは縁あって出会っている、有難いことである」という思いがあると、自ずと相手への関心が生まれるものです。他者から関心を注がれているということが実感できるような対話は、とても嬉しく心地よいものです。

◇対話の実際

まず、対話をする際には言葉を大切にしたいと思います。ブッダは説法をし、対話をする際には言葉を大切にされたようです。雲井昭善先生の著書『仏教誕生』[6]には、経典に語られているブッダの説法は、「美麗で円満な、文句のことばも善く、〔和かなことばで語る〕法話も善く、市民に称賛され、優美で上品なことばを具え、〔自分の見解を遅滞させるようなあやまちのない〕明瞭で、〔しわがれ声でない清らかな喉〕で、しかも意義を知らしめることばを具備している」とあります。

このブッダの説法の在りようから、対話時の言葉は美しくかどのたたない言葉を選び、相手と気持ちが溶け合うような、しかも、内容がはっきりわかる言葉を使い、使う言葉は上品であり、言葉を話すときの声はかすれておらず、対話の目的と内容を伝える言葉を具えていること、などを学ぶことができます。実際の対話では、ブッダのようにはできないと思いますが、たとえ一つでも実行できることをめざすことが大切ではないかと思います。もともとかすれた声に特徴のある人は別として、カラオケで歌いすぎて声がかれていたり、不摂生をして風邪を引き、声が出ないような状況で、患者と対話をするようなことは避けたいものです。

また、臨床においては、患者やその家族からさまざまな質問や疑問を投げかけられることがあります。病名を告げられていなかった胃がんの術後肝転移のあった患者が「私はがんだろう？嘘をつかないでくれ」と複数の看護者に漏らした事例がありました。五歳になる白血病の患児が「ぼくは死んだらどうなるの、どこへいくの？」と聞いてきたことがあります。「どうしてぼくがこんな病気に？何も悪いことをしていないのに…」と訴えてきた血液製剤によるエイズ患者もいます。このような場合、看護者はどのような受け応えをすればいいのでしょうか。どのようにして、患者との対話の内容を深めていけばいいのでしょうか。具体的な事例については、5〜8章で取り上げますが、ここでは、患者や家族からの質問内容に応じた答え方について、雲井先生の著書から再度ブッダの教えを引用しておきたいと思います。ブッダは、対話や討論における質疑応答時の応答者の答え方には、次のような四種類の答え方があることを教えています[7]。

「人から疑問が投げかけられたとき、第一には、決定的に答えるべき質問に対しては決定的に解答することである。第二には、よく考えて答えるべき質問に対しては分別して答えるか答えないかを判断して決める。第三には、質問の意味を問い直して、答えるべき質問に対しては質問を問い直して判断し、答えるか答えないかを決める。第四には、その質問が捨て置くべき質問の場合は、捨て置くか捨て置かないかを判断して対応することが大切である。（『増支部』一・一九七頁—。『大正蔵』一・六九〇頁上）

この教えは、患者やその家族から、さまざまな疑問・質問が投げかけられた場合の対話の方法として、参考になるのではないかと思います。いずれにしても、患者や家族からの疑問・質問に対しては、対話を通じてその内容を正しく把握すること、時機を得た時宜にかなう判断をし、対話をすることの大切さを学ぶことができます。また、意味のない道義から外れた疑問・質問に対しては、たとえ患者であったとしても、毅然とした態度で「捨て置く」ことも必要ではないかと思います。

ときに、性的で卑猥な会話を好む患者もいます。そのような場合は、会話を拒否し、それを捨て置くくらいの態度も必要です。ところで、ナイチンゲールはその上をいくような態度を看護者に求めています。彼女は、真に優れた看護師であろうとするならば、「彼女の前では最も野卑な部類の人間であっても卑猥なことについては軽口ひとつたたけないような、そのような雰囲気がごく自然に身についていなければならない[8]」といっています。つまり、卑猥なことについて軽口をたたく患者を捨て置く以前に、そのようなことを話させないような雰囲気を身につけていなければならないというのです。心にとどめておきたいと思います。

さらに、対話をする際には、相手の反応を観察する力が求められます。対話時の相手のあらゆる所作を観察することができてこそ、対話の目的、内容が伝わっているかどうか、理解できているかどうか、対話を続けるべきか否か、話題を変えるべきかどうか、対話を通じて相手の求めていることは何なのか、などを判断できるのではないかと思います。

また仏教で「観察」という場合は、あらゆる対象に向けられる概念と同時に、自己自身を観察することが重視されています。観察という行為が成立するためには、観察する主体、客体のいずれにも、自らの精神状態やその動きを内面的に観ずる力が大切だということです。対話をする際に、自分の心が動揺していないか、平常心であるか、いらだっていないか、集中できているかどうか、などを顧みることも必要でしょう。本来は、患者にも求められることのように思いますが、まずは看護者が、自己を観察するこのような態度を具えていることが必要ではないかと思います。

先にも取り上げましたが、雲井照善先生は、著書『仏教誕生[9]』の中で、ブッダの説法を修行者たちがどう受けとめていたかについて、経典を引用して紹介しています。対話において大事なことは説得力であるとし、次のような内容を伴っていることが前提条件であるとしています。

《時を語る人》とは、説かれるにふさわしい時期を観察して語ること。《実を語る人》とは、誠の心で正しく語ること、《義を語る人》とは、まさにそうあるべき義によって語るという意味。《律を語る人》とは、守るべき律と捨てられるべき律によって語ること。《財のある語を語る人》とは、聴く人の心に記憶するにふさわしい語を語ること。《時に応じて》とは、「わたしは心に蓄えられるべき語を語ります」と、非時には語らないこと。《理のある、理にかなった》とは、比喩をもった根拠のある、ということ。《節度のある》とは、限界を示し、限界が認められるように語ること。《義・利益をともなえる》とは、多くの方法で解釈されても、終熄させることのできない義をそなえたこと。義をともなった語を語り、それ以外は捨置して語らないこと。(『長部・註』七六頁)

ブッダは、お弟子さんや在家の人たちとの対話を大切にしながら人間の生きる道を示し、一人ひとりの悩みに向き合われたのだろうと思います。仏典にはさまざまな物語やたとえ話がたくさん登場しますが、きっとブッダは相手に理解しやすいようにそのような物語を用いながら説法されたのではないかと思います。

看護者と患者の関係は、ブッダと修行者との関係とは異なるかもしれません。しかし、看護者が患者やその家族に、健康の維持・増進、疾病の予防・早期発見、疾病からの回復、リハビリテーション、死への看取りなどにかかわり看護を実践していくうえで、この対話における説得力の前提条件には、大いに学ぶべきものがあるように思います。

看護における対話の在りようは、相互間の人間関係、信頼関係に大きく影響します。ブッダの教えを通じて、対話においては、とりわけ「ことば」が重要であることを学ぶことができました。もちろん、対話は相手があってこそ成り立つものです。時には、患者や家族の側に問題があってうまく対話がとれず、信頼関係が壊れそうになることもあるかもしれません。そのような場合にこそ、看護者側の説得力が大事になってきます。そのためには、常に相手の望ましい健康状態を視野に入れつつ、時宜にかなった言語的、非言語的対話法を身につけていなければならないことは言うまでもありません。

引用文献

1)中村元、他・編『岩波仏教辞典』(岩波書店、一九九二年、八八頁)
2)M・F・ヴァーガス・著、石丸正・訳『非言語コミュニケーション』(新潮社、一九八九年、一五一—一六頁)
3)「妄語」「綺語」「悪口」「両舌」の意味については、中村元『広説佛教語大辞典』(東京書店、二〇〇一年)を参照した。
4)中村元・訳『ブッダのことば　スッタニパータ』(ワイド版岩波文庫、一九九四年)
5)同右　(七〇五偈)
6)雲井昭善『仏教誕生』(平河出版社、一九八五年、一五九頁)
7)同右　一六四頁
8)フロレンス・ナイチンゲール著、湯槇ます・監訳『ナイチンゲール著作集　第二巻』(現代社、一九七五年、一二一頁)
9)雲井昭善、前掲書、一六二頁

3 人間関係と院内暴力・暴言・理不尽なクレーム

新聞・雑誌などにおいて、病院における院内暴力・暴言・理不尽なクレームに関する記事を目にすることがあります。すでに校内暴力、家庭内暴力という言葉がありますが、医療現場においてまで、このような言葉が使われようとは誰が予測できたでしょうか。院内暴力や暴言などは、人間関係をこじれさせる原因でもあり、またその結果でもあるように思います。病院等においては、医療者による患者やその家族への暴言、たとえば高圧的な物言い、命令口調な話し方などの問題も起きているかもしれませんが、ここでは入院あるいは外来患者による医療スタッフへの事がらを中心に、人間関係と院内暴力・暴言などについて考えたいと思います。

1 院内暴力・暴言・理不尽なクレームとその実態

◆院内暴力とは

「院内暴力」とは、簡単に言えば入院あるいは外来受診患者による医療スタッフへの暴力のことです。暴力には身体的な暴力、精神的な暴力があります。身体的な暴力には、患者が物を投げつけたり、医療者の手を払ったり、身体を殴る、蹴る、叩く、突く、突き飛ばす、押す、倒す、噛む、つねる、唾を吐きかける等の行為が考えられます。院内暴力は、医療スタッフのみならず、他の患者を巻き込むこともあります。

実際に新聞[1)]で紹介されていた身体的な院内暴力としては、たとえば、「医師が、時間外に入院を希望した緊急性のない患者を断ったところ、缶コーヒーを投げつけられ、顔を殴られた」、「医師が、〝説明が分かりにくい〟と腹を立てた患者から、聴診器で首を絞められた」、「看護師が、入院患者から〝言葉遣いが気に入らない〟と花瓶を投げつけられた」、「必要のない検査を断られた男性患者がいすを医師にぶつけた」、「入院中の妻のふとんがずれていることに怒った夫が〝家を探して殺すぞ〟と看護師を脅かした」などが紹介されています。また、疾患により判断能力が低下した患者が、暴力行為に及ぶこともあるでしょう。

患者からの医療者に対する「暴言」とは、精神的な暴力の一つであり、言葉の暴力のことです。たとえば、乱暴な言葉、無礼な発言、脅すような言葉や口調、けなす言葉、猥褻な言葉、威圧的な言葉、粗悪な言葉、荒々しい言葉、怒鳴ること、大声を出すことなどが考えられます。具体的には、「救急外来の混雑で待たされたことに腹を立てた患者の父親が暴言を吐き、壁をけった」、「嘔吐で来院した女児の父親が、点滴の際、〝失敗したら許さない〟と医師を威嚇した」などがあります。セクシュアルハラスメントやいやがらせなどの行為も、精神的な暴力に入ると思います。

また、「理不尽なクレーム」とは、道理に合わない苦情や請求のことで、入院中、退院時にさまざまな院内の決まり事を守らなかったり、身勝手な言い分を通そうとしたり、無理難題を要求するなどのことです。実際には「希望した検査で〝異常なし〟と判明した患者が、〝何ともないから〟と検査費用の支払いを拒否した」、「若い入院患者が、付き添いの宿泊は認められないのに〝妻を泊まらせたい〟と要求し、五時間以上食い下がった」などが報告されています。気にくわないから払わないという治療費・入院費の支払い拒否も理不尽なクレームに入ります。

◆院内暴力・クレームなどの実態

患者による医師や看護師への暴力・暴言・理不尽なクレームは全国的に深刻化しているようです。全国各地の病院や病院長協議会等がその実態調査をしたり、対応マニュアルを作成しています。院内暴力などの調査結果は病院のホームページ、学会、研究会、さまざまなシンポジウム等でも報告され取り上げられていますが、全国における正確な実数は把握できていないのが現状ではないかと思われます。二〇〇八年二月十八日付けのメディカルニュースで取り上げられている記事では、東京都内約二〇〇の病院で、二〇〇六年度一年間に確認された「院内暴力」は計二六七四件、一施設当たり十三・三件、「苦情に伴う治療費支払い拒否」は七二七件にのぼるとあります。また、患者からの暴力やクレームが原因で、職員が病院を辞めてしまうケースは、六四病院計二七三件起きています。[2]

読売新聞の調査では、全国の大学病院で、一年間に医師、看護師が患者や家族から暴力を受けたケースは、少なくとも四三〇件あり、理不尽なクレームや暴言は約九九〇件確認されたと報告しています。具体的には患者側のモラルが問われる事例が多く、回答した病院の約七割が警察ＯＢの配置などの対策に乗り出しています。暴力によって、けがを負う病院職員も少なくないようですが、「病気を抱えて弱い立場にいる患者と争うことはできるだけ避けたい」という意識から、警察に届け出ない場合も多いようです。また、患者の家族から三時間近く罵声を浴びた末に土下座を強いられた職員数人が、その後の精神的ショックが尾を引き、数週間職場を休んだという事例も報告されています。[3] また全日本病院協会（東京）の二〇〇七年の調査では、全国五七六病院で六八八二件の医師らへの暴力や脅し、セクシュアルハラスメント行為などが確認されています。[4]

患者の暴力などに対する具体的な対策については、警察ＯＢを職員に雇い患者の対応に当たらせているほかに、対応マニュアルの作成、監視カメラや非常ベルの設置、ポスターを貼るなどのことが行われています。このようなハード面の対策のみならず、もしも暴力沙汰を起こした場合には退院を約束する誓約書を交わす施設もあるようです。

もちろん、患者や家族の暴力・暴言・クレームの背景には、医療者側に原因があることも考えられます。職員の不適切な言葉づかい、態度などが患者の心情を害し、その不満や怒りが暴力・暴言へとつながる場合です。病院によっては、職員の言葉づかい、態度などを点検しているところもあるようです。また、医療上の過失が生じた場合にも、医療者側の不誠実な態度が原因で信頼関係が失われ、その結果、裁判に持ち込まれるケースも考えられます。あるいは、看護者が職場で受ける暴言には、患者からだけではなく、同じ医療者間からのものもあるかもしれません。たとえば、上司から言葉の暴力を受けるような場合です。

つまり、院内における患者の暴力・暴言・クレームには患者・家族側にのみ原因や問題があるのではなく、医療者側にもその原因があることが考えられます。また、医療者間でも起き得ることです。いずれにしても、今、院内暴力・暴言・理不尽なクレームが現に生じており、医療を受ける患者やその家族のみならず、医療を提供する側にも人としてのモラルの在りようを突きつけられているように思われます。医療現場において、社会における倫理やモラルが通用しなくなったというのであれば、あらためて仏教の価値観や倫理にその答えを求めてみることも意味のあることではないでしょうか。

2　暴力・暴言に対する仏教の教え

◆慈しみの心に反する行為としての暴力・暴言

仏典『スッタニパータ[5)]』に次のような教えがあります。

「また全世界に対して無量の慈しみの意《こころ》を起すべし。上に、下に、また横に、障害なく怨みなく敵意なき（慈しみを行うべし）」
（一五〇偈）

「何ぴとも他人を欺《あざむ》いてはならない。たといどこにあっても他人を軽んじてはならない。悩《なや》まそうとして怒りの想いをいだいて互いに他人に苦痛《くつう》を与えることを望んではならない」
（一四八偈）

仏教では、人間のさまざまな美質のなかでも、「慈悲」というものを最も大切にしています。慈悲は元来、「抜苦与楽」の行為です。つまり、他者に利益や安楽を与え、苦に同情し、これを抜済しようとする思いやりの行為です。看護もまさに「慈悲」という行為に匹敵するものです。そのような行為の中で生じる、恨みや敵意ある暴力・暴言は、慈しみの心や行為に反するものです。怒りの想いが暴力や暴言となって相手に及べば、当然、相手に苦痛を与えることになります。仏典には、殺生・暴力・暴言に対する戒めについて、数多くの教えが記されています。同じく『スッタニパータ』に、次のような教えがあります。

「殺そうと闘争する人々を見よ。武器を執《と》って打とうとしたことから恐怖が生じたのである。わたくしがぞっとしてそれを厭《いと》い離れたその衝撃を宣《の》べよう」
（九三五偈）

「水の少ないところにいる魚のように、人々が慄《ふる》えているのを見て、また人々が相互に抗争しているのを見て、わたくしに恐怖が起った」
（九三六偈）

ブッダは殺生や暴力をとても嫌悪していたことが窺われます。争い、殺戮、暴力の場面を見て、恐怖を感じぞっとするほどにそれらを嫌われました。ブッダの人間関係の基本には、「自己を愛しいと思うものは、他を害してはならない」という考え方があります。したがって、どのような場や状況、場面であったとしても、他者に対する暴力や暴言は慈しみの心に反する行為としてとらえたいと思います。医療者として患者や家族への暴力・暴言があってはならないのは当然のことですが、看護の対象である患者や家族の医療者に対する暴力・暴言も、同様に許されない行為としてとらえておきたいと思います。医療者間においても同じことがいえます。

先の調査結果において、「病気を抱えて弱い立場にいる患者と争うことはできるだけ避けたいという意識から、警察に届け出ない場合も多い」とありましたが、人間はみな平等であるという基本姿勢からすれば、このような対応は望ましくないものと考えます。また、医療者側に非がないのに患者が暴力に及ぶことがあれば、その状況によっては傷害罪、暴行罪、脅迫罪、強要罪等によって法的に裁かれるべきでしょう。

◆人が暴力・暴言に及ぶ原因

●心の本質・性質

人（患者や家族）はなぜ、ときに暴力を振るい、暴言を吐くのでしょうか。必ずその原因となるものがあるはずです。仏教の教えには「この世の中で心のはたらきによって作り出されないものは何一つない」とあります。したがって、暴言・暴力も心から生じ、心が支配していると考えることができます。では、暴力・暴言に及ぶときの人の心とはどのような状態にあるのでしょうか。すでに心の本質や性質についての教えは、本章の「1　仏教の教えに学ぶ人間関係の基本姿勢」のところで取り上げていますので、その教えを参照してほしいと思います。

その教えから学ぶものがあるとするならば、基本的には、何らかの原因によって心が動揺し、ざわめき、制することができないような欲求不満に陥り、その解消の手段として暴力・暴言に及ぶことが考えられます。他には、ただ単に感情の欲するがままに暴力・暴言という行動に出てしまう場合、心が煩悩に汚され、おもいが乱れ、善悪の判断ができなくなり、暴力・暴言に及ぶ場合、すでに起こったことを恐れ、まだ起こらないことをも恐れるような無明と病的な愛着が心の中にある場合、怒りの感情に支配され、むらむらと起こる怒りが抑えられず、恥やつつしみを忘れたような心の状態になった場合等に、暴力や暴言などの行為に及ぶのではないかと考えます。

●煩悩

「煩悩《ぼうのう》」とは、簡単に言えば、心身を乱し悩ませ、正しい判断をさまたげる心のはたらきのことです。煩悩は、自己中心の考えであり、それに基づくさまざまな執着から生じるものです。人間は生きていくうえで、多くの欲望に心身を悩まされ、かき乱され、煩わされます。仏典には、煩悩には知性の煩悩と感情の煩悩の二種類があり、「無明《むみょう》」と「愛欲」こそが、すべての煩悩の源なのだとあります。無明とは無知のことで、ものの道理をわきまえないことであり、愛欲は激しい欲望で、生に対する執着が根本であり、見るもの聞くものすべてを欲しがる欲望ともなり、また転じて死を願うような欲望ともなる、とあります。この無明と愛欲とをもとにして、これらから貪《むさぼ》り、瞋《いか》り、愚かさ、邪見《じゃけん》、恨《うら》み、嫉《ねた》み、へつらい、たぶらかし、おごり、あなどり、ふまじめ、その他いろいろの煩悩が生まれてくると記されています。また、教えには、人間の欲には果てしがないこと、人はその欲を満足させようとするけれども、不満がつのっていらだつだけであり、求めても得られない苦しみがあり、満足できないときには、気も狂うばかりとなるとあります。人は欲のために争い、欲のために戦うともあります。[6)]

したがって、入院生活を送っている患者が、さまざまな制約や拘束、また人間関係のなかで思い通りにならないことや、無明と愛欲から生じる多くの欲望にさらされると、それらの欲望が叶えられない場合は欲求不満に陥り、その解消の手段として暴力行為に及ぶことがあり得るわけです。ただし、大抵の人はこのような状況下でも暴力を振るうことはありません。なぜならば、理性的、倫理的、道徳的判断がはたらき、自らの心を制することができるからです。したがって、暴力・暴言等の行為に及ぶ人は、心を制御することができないような状況下・場面に置かれているものと考えられます。

●心の三毒

煩悩の根源的なものとして、貪《とん》・瞋《じん》・癡《ち》の三つを挙げ、「心の三毒」という場合があります。人間の善良な心を妨げる最も根本的な三種の煩悩を毒にたとえたもので、「貪欲《とんよく》（むさぼり求め、飽くことのないこと）」、「瞋恚《しんい》（いかり憎むこと）」、「愚癡《ぐち》（愚かでものの道理を解さないこと）」の三つをさしています。この心の三毒が暴言・暴力を引き起こす場合があるように思います。最近では、自分の思いどおりにならないとすぐにかっとなって怒鳴ったり、物を投げつけたり、暴力を振るい事件を起こしている人の記事をよく目にします。

仏典に、「他人の過失は見やすいけれども、自己の過失は見がたい。ひとは他人の過失を籾殻のように吹き散らす。しかし自分の過失は、隠してしまう」、「他人の過失を捜し求め、つねに怒りたける人は、煩悩の汚れが増大する。かれは煩悩の汚れの消滅から遠く隔っている」[7)]とあります。

危機管理に関するインターネットの書き込みを見ていましたら、「ある時、検査入院した中年の男性が、夕食時に箸が付いていなかったことに憤慨し、若い看護師の胸ぐらをつかみ、胸元のネームプレートまではぎとった」とありました。そのとき、どのようなやりとりが交わされたのかはわかりませんが、世の中には、この教えにあるように些細なことがきっかけとなって「怒りたける」性格傾向の人もいるということです。

人間はいろんな過失を犯します。取り返しのつかない過失もあるかもしれません。その状況や内容によっては、人の心証を大きく害することもあるのでしょう。しかし、トレイに箸がついていなければ、「箸をいただけますか」といえば済むことですが、そのことに怒りの感情が生じ、制御できず、暴力・暴言に及ぶ人も現にいるということです。

3　仏教の教えに学ぶ院内暴力への対応

◆院内暴力と人間関係

ブッダの人間関係の基本には、「自己をいとしいと思うものは、他を害してはならない」という鉄則があります。どのような状況下であれ、他者に対する暴力や暴言は、その鉄則に反する行為であり、人間関係を損なうものであると考えます。さまざまな個性をもった人間同士がかかわり合うということは、よきにつけ、悪しきにつけ、互いの人間関係に影響を与え合うことは否めません。しかし、暴力的行為は相手への信頼関係を失わせ、最も望ましくない人間関係をもたらします。

ブッダは、人間には生まれながらの差別はないけれども、行為によって区別があるといわれました。現代社会においても、その人の行為が暴力的であるか否かによって区別され、前者の場合は法的に裁かれることになります。たとえ病院に入院している患者であれ、その人の暴力行為によって被害や被害者が出れば、その状況により警察への被害届が提出され、加害者として傷害罪、暴行罪、器物損壊等の罪で起訴され、法的に裁かれることになるでしょう。このような対処・対応が、両者間の人間関係、信頼関係に影響するものであったとしても、きちんとした対応をとるべきであると考えます。

ただし、人の心は時々刻々と変化しており、人間関係もつねに変化し得るものです。暴力・暴言がもたらした望ましくない人間関係が生じた場合にも、その原因を明らかにし、加害者の心に深い反省と謝罪があり、それを被害者が受け入れ和解が生じたならば、両者間の関係がよい方向に転換することもあります。ただし、暴力的行為によっていったん壊れた人間関係を修復させるには、相当のエネルギーが必要であることも事実です。

いずれにしても、院内暴力はその種類や程度の如何にかかわらず、人間関係をこじれさせるものであり、ときには、警察沙汰、裁判沙汰になるような事態にまで及ぶものであることを心しておきたいと思います。そして、院内暴力に対する医療者としての基本姿勢については、仏典の教えを基にしたいと思います。看護が、「抜苦与楽」の行為であるとするならば、相手に対する恨みや敵意ある暴力・暴言は、どのような場面・状況下であれ、慈しみの心や行為に反するものとして、自戒すべきものです。

◆院内暴力を起こす人の特性

病院において暴力・暴言に及ぶ人に遭遇した場合、その人たちがどのような個性・特性を備えた人であるのか、暴力行為がその人にどのような結果をもたらすのか等について知っておくことは、対処・対応するうえで役立つのではないかと思います。教えに、それらを探ってみたいと思います。

「すべての者は暴力におびえ、すべての者は死をおそれる。己《おの》が身をひきくらべて、殺してはならぬ。殺さしめてはならぬ」

（『ダンマパタ』[8] 一二九偈）

「すべての者は暴力におびえる。すべての（生きもの）にとって生命は愛《いと》しい。己《おの》が身にひきくらべて、殺してはならぬ。殺さしめてはならぬ」

（同右、一三〇偈）

「生きとし生ける者は幸《しあわ》せをもとめている。もしも暴力によって生きものを害するならば、その人は自分の幸せをもとめていても、死後には幸せが得られない」

（同右、一三一偈）

「『かれらもわたくしと同様であり、わたくしもかれらと同様である』と思って、わが身に引きくらべて、（生きものを）殺してはならぬ。また他人をして殺させてはならぬ」

（『スッタニパータ[9]』七〇五偈）

教えには、「すべての者は暴力におびえる。すべての（生きもの）にとって生命は愛しい」とあります。本来、人間は自身の生命をいとおしく思い、幸せをもとめる存在であり、本質的に暴力を恐れる存在である、ととらえたいと思います。暴力行為に及ぶ人も、それが場合によっては、相手のみならず自分にも死をもたらすこともあり得る行為であり、悪いことだと認識できる存在であると考えます。

「怒りたけった人は、善いことでも悪いことだと言い立てるが、のちに怒りがおさまったときには、火に触れたように苦しむ」

「かれは、恥じることもなく、愧じることもなく、警戒をまもることもなく、怒りたける。怒りに襲われた者には、たよりとすべきいかなる帰趣《よるべ》もこの世に存在しない」

（『ウダーナヴァルガ[10]』第二〇章、四、五偈）

これらの教えからもわかるように、暴力的な行為に及ぶ人は、理性的、倫理的、道徳的に自己の心が制御できない精神状態に置かれていることがわかります。そのような人は、たとえ相手がその人のために良かれと思ってとった行為に対しても、その行為を責め立て、暴力に及んでしまうこと、しかし、後で怒りが治まったときには、苦しみを感じるものであるということがわかります。また、怒りたける人は、自分の暴力行為が人に見られ、知られても恥ずかしくはなく、見苦しい行為も自ら恥ずかしいとも思わない状況下にあることがわかります。それは、その人が善悪、美醜、正しさの規準となる指標となるべきものを持ち合わせていないからだというのです。個人の価値観を人に強いることはできませんが、少なくとも社会生活を送るうえでの倫理的、道徳的、法的観点からみた善悪、常識、正しさの規準については身につけていないといけないと思います。

「愚かな者は（悪い事を）しながら『この報いはわれには来ないであろう』と考える。しかし、のちに報いを受けるときに、苦痛が起る」

（『ウダーナヴァルガ』[11]、第九章、一一偈）

「もしも愚かな者が、悪い行ないをしておきながら、気がつかないならば、浅はかな愚者は自分自身のした行ないによって悩まされる。——火に焼きこがされてやけどした人が苦しむように」

（同右、一二偈）

「悪い行ないをなさず怒ってもいない人に対して怒るならば、この世においても、かの世においても、その人は苦しみを受ける」

（同右、第一四章、一偈）

「殺す人は殺され、怨む人は怨みを買う。また罵りわめく人は他の人から罵られ、怒りたける人は他の人から怒りを受ける」

（同右、三偈）

さらに、暴力行為に及ぶ人で、たとえ相手を傷つけ、苦痛を与えたとしても、自分には関係のないことであり、報いを受けることはないだろうと考える人もいるようですが、必ず自分のした行為は、報いを受けること、そしてその報いには苦しみ悩みが伴うものであることがわかります。教えには「殺す人は殺され、怨む人は怨みを買う。また罵りわめく人は他の人から罵られ、怒りたける人は他の人から怒りを受ける」とあります。これは倫理的立場からみて、人間が為す善悪の行為については、善い行為には善い結果としての報いがあり、悪い行為には悪い結果としての報いがあるという法則であり、仏教では「因果応報」といわれています。

飯田史彦氏は、ユング心理学、トランスパーソナル心理学などと呼ばれる研究をベースとして、退行催眠を用いた研究等から「魂を救う五つの仮説」を立て、仮説の四番目に「人生では『自分が発した感情や言動が、巡り巡って自分に返ってくる』という、因果関係の法則が働いている。この法則を活用して、愛のある創造的な言動を心がければ、自分の未来は意志と努力によって変えることができる」[12]としています。このような仮説に対しては、信じる人もいれば、信じられない人もいるかもしれませんが、少なくとも、ブッダの教えに重なるものです。

「以前には悪い行ないをした人でも、のちに善によってつぐなうならば、その人は念《おも》いを落ちつけていて、この世でこの執着をのり超える」

(『ウダーナヴァルガ』[13]、第一六章、一〇偈)

「手むかうことなく罪咎《つみとが》の無い人々に害を加えるならば、次に挙げる十種の場合のうちのどれかに速《すみや》かに出会うであろう、――(1)激しい痛み、(2)老衰、(3)身体の傷害、(4)重い病い、(5)乱心、(6)国王からの災い、(7)恐ろしい告げ口、(8)親族の滅亡《ほろび》と、(9)財産の損失と、(10)その人の家を火が焼く。この愚かな者は、身やぶれてのちに、地獄に生れる」

(『ダンマパダ』[14]一三七、一四〇偈)

これらの教えには、非がなく、怒ってもいない人に対して、暴力を振るい、暴言を吐くならば、その人は、激しい痛み、老衰、身体の傷害、重い病い、乱心に出会うとあります。病気の回復をめざしているのに、自らの暴力によって心身の不調を招いていたのでは元も子もありません。さらに、そのような人はこの世のみならず、来世においても苦しみを受けるとあります。現代の医療現場において、来世を視野に入れた価値観を人に強要することはできません。しかし、ブッダの教えには、来世をも視野に入れた宇宙観、世界観、価値観が広がっています。

科学主義、合理主義に慣らされてしまっている私たち現代人は、ともすればこの世的な価値判断や規準でしかものを考えられない傾向にあります。しかし、もっと多元的、多層的、他軸的、多角的にものを考えるならば、異界の存在をも受け入れられるかもしれません。そのことによって、価値観や正しさの規準が変わり、心の制御が可能になるのだとすれば、暴力・暴言も減るのではないでしょうか。このような柔軟な価値観を看護に生かすことこそ、仏教看護の特徴の一つであると考えます。

教えには、「以前には悪い行ないをした人でも、のちに善によってつぐなうならば、その人は念《おも》いを落ちつけていて、この世での執着をのり超える」とあります。たとえ院内暴力に及んだ人であっても、自分を望ましい方向へと転換する機会が開かれていることに、希望を見いだすことができます。

◆院内暴力の原因追求と対応

院内暴力と人間関係を考えるうえで、なぜ患者と医療者間にそれが起きたのか、その原因を探ることは、信頼関係を取り戻すことのみならず、再発予防のためにも必要なことです。仏教には「因果の理法」「因果の道理」の教えがあります。簡単に言えば、行為の結果と原因との間には必然的な関係があるということです。その関係を探るためには客観的で正確な情報収集が必要であり、そこから、加害者、被害者、環境、暴力の引き金になったもの、暴力の状況・実態、暴力の影響などを明らかにし、望ましい対応につなげられるものと考えます。

患者からの暴力・暴言・クレームの状況によっては、警察への通報、強制退院・転院の勧告、逆訴訟などの対応もあり得るものと考えます。病人であれ健康人であれ、その人の立ち居振る舞いが道義から外れたものであるならば、医療者側は客観的に判断し、毅然とした態度で対処・対応することも必要ではないかと思います。

次に、院内暴力が起こらないための、あるいは起きてしまった場合の当事者の態度・対応について、仏典の教えに学びたいと思います。仏典に次のような教えがあります。

「身の装いはどうあろうとも、行ない静かに、心おさまり、身をととのえて、慎みぶかく、行ない正しく、生きとし生けるものに対して暴力を用いない人こそ、〈バラモン〉とも、〈道の人〉とも、また〈托鉢遍歴僧〉ともいうべきである」
（『ダンマパダ』[15] 一四二偈）

「荒々しいことばを言うな。言われた人々は汝に言い返すであろう。怒りを含んだことばは苦痛である。報復が汝の身に至るであろう」
（同右、一三三偈）

「こわれた鐘のように、声をあららげないならば、汝は安らぎに達している。汝はもはや怒り罵《ののし》ることがないからである」
（同右、一三四偈）

「ことばがむらむらするのを、まもり落ち着けよ。ことばについて慎んでおれ。語《ことば》による悪い行ないを捨てて、語《ことば》によって善行を行なえ」
（同右、二三二偈）

「実にこの世においては、怨みに報いるに怨みを以てしたならば、ついに怨みの息《や》むことがない。怨みをすててこそ息む。これは永遠の真理である」
（同右、五偈）

「粗暴になることなく、きまりにしたがって、公正なしかたで他人を導く人は、正義を守る人であり、道を実践する人であり、聡明な人であるといわれる」（同右、二五七偈）

「怒った人に対して怒り返す人は、悪をなすことになるのである。怒った人々に対して怒らないならば、勝ち難き戦にも勝つことになるであろう」（『ウダーナヴァルガ』[16] 第二〇章、一八偈）

「怒らないことによって怒りにうち勝て。善いことによって悪いことにうち勝て。わかち合うことによって物惜しみにうち勝て。真実によって虚言にうち勝て」（同右、一九偈）

「すでに（他人）が悪いことばを発したならば、（言い返すために）それをさらに口にするな。（同じような悪口を）口にするならば悩まされる。聖者はこのように悪いことばを発することはない。愚かな者どもが（悪いことばを）発するからである」（同右、第八章、九偈）

「他人が怒ったのを知って、それについて自《みず》ら静かにしているならば、自分をも他人をも大きな危険から守ることになる」（同右、第二〇章、一〇偈）

「他人が怒ったのを知って、それについて自《みず》ら静かにしているならば、その人は、自分と他人と両者のためになることを行なっているのである」（同右、一一偈）

「愚者は、荒々しいことばを語りながら、『自分が勝っているのだ』と考える。しかし誇りを忍ぶ人にこそ、常に勝利があるのだ、と言えよう」（同右、一三偈）

「集会の中でも、また相互にも、怒ってことばを発してはならない。怒りに襲われた人は、自分の利益をさとらないのである」（同右、一五偈）

最近は、医療者側に非がなくても、突然、患者側からの暴力行為に見舞われることもあるようですが、やはり何らかの引き金になるものが介在していると考えられます。患者や家族との人間関係において、院内暴力が起きないようにするには、医療者側が心得ておくべきことがあるように思います。先に取り上げたブッダの教えを忠実に受けとめるならば、次のようなことがいえるのではないでしょうか。

一つには、「抜苦与楽の精神を忘れることなく、どのような患者であっても公平に、わが身に引きくらべて行為し、接すること」。これは人間関係の基本となるものです。

二つには、「行いが静かで、心がおだやかで落ち着いており、身体をととのえ、慎み深く、品行正しく、この世の中に生きているすべてのものに暴力をもちいない人であることをめざすこと」。看護者として、これらの要素をすべて具えていることは難しいようにも思われますが、努力することは必要だと思います。

三つには、「相手の心証を害するような不適切な言葉づかい、態度に気をつけること」。具体的には、自ら怒らないこと、怒った人にも怒り返さないこと、人をあざむく言葉を言わないこと、荒々しい言葉を言わないこと、怒りを含んだ言葉を言わないこと、声をあらげないこと、言葉を慎んでいること、人を悩ます言葉を言わないこと、粗悪な言葉を言わないこと、悪口を言わないこと、言葉が感情的になるのを静めること、振る舞いが粗暴にならないようにすること等が挙げられます。

四つには、「対話時の言葉には注意し、言葉上の過ちをしないように気をつけ、言葉によるよい行いをめざすこと」。言葉によるよい行いとは、その言葉によって、相手の気持ちが落ち着いたり、不安が除かれたり、安心できたり、希望が見いだせたり、信頼感がもてたり、状況がよく理解できたり、意欲がわいたり、嬉しくなったり、疑問が解決したり、穏やかな気持ちになったり、有難いと思えたり、感謝の心が自然と起きるような言葉のことではないかと考えます。

五つには、「万が一患者や家族からの暴力に遭遇した場合でも、相手に対して怨みの感情をもったり、怨みの行為で報いないこと」。たとえば、患者や家族が粗悪で、荒々しい言葉を投げかけてきても、怒鳴ったとしても、同じように言葉を返したり、怒鳴り返したりしないことです。態度においても同様です。たとえ相手が怒ったとしても、看護者側が静かに対応したならば、自身のみならず、相手側をも大きな危険から守れるということです。相手の暴力がより激しいものにならないようにするためにも大切な態度ではないかと思います。

六つには、「相手が怒り、暴力に及んだ場合、こちらが冷静に対応しても暴力的行為が止まない場合は、きまりに従い、公正な態度で対処・対応すること」。もしも院内に、暴力発生時、あるいは暴力発生後の対応マニュアルが備えてあれば、それに従って行動することです、そのためには、その内容を把握していなければ、適切な対応ができないことはいうまでもありません。

また、日本看護協会は、二〇〇六年十一月に看護者の安全確保の取り組みの一貫として、「保健医療福祉施設における暴力対策指針」を発行しています。これは、全国の会員施設や医療関連団体に配布されています。細やかな指針が提示されていますので、参考になるのではないかと思います。併せて、ブッダの教えを基とした対応についても参考にしていただければと思います。

引用文献

1)具体的な例については、二〇〇七年八月十九日（日曜日）の読売新聞（朝刊）に掲載された患者側の暴力に関する記事を引用した。

2)http://stellar.ne.jp/news.php?numero=080222、（二〇〇八年、四月八日アクセス）

3)本事例については、二〇〇七年五月一日（火曜日）の読売新聞（朝刊）に掲載された患者の院内暴力・暴言増加に関する記事を引用した。

4)二〇〇八年十一月九日（日曜日）の読売新聞（朝刊）の記事より引用した。

5）中村元・訳『ブッダのことば　スッタニパータ』（ワイド版岩波文庫、一九九四年）

6）『和英対照仏教聖典』（仏教伝道協会、二〇〇〇年、一六一、一六三、一六七、一六九頁）

7）中村元・訳『ブッダの真理のことば 感興のことば』（岩波文庫、一九九一年、四五頁）

8）同右

9）中村元・訳『ブッダのことば　スッタニパータ』（ワイド版岩波文庫、一九九四年）

10）中村元・訳『ブッダの真理のことば 感興のことば』（岩波文庫、一九九一年）

11）同右

12）飯田史彦『生きがいの創造Ⅱ』（ＰＨＰ文庫、二〇〇七年、四六―四七頁）

13）中村元・訳『ブッダの真理のことば 感興のことば』（岩波文庫、一九九一年）

14）同右

15）同右

16）同右

第４章

仏教看護と看護過程

看護職に従事している人たちは、さまざまな健康状態にある対象に対して、高度な専門的知識や技術を用いて看護を実践しています。基本的にはそれぞれの対象に対してどのような看護援助を行う必要があるのかを判断し、それに基づいて実施しています。その際、看護実践の前提となるものは「看護とは何か」という看護の概念（コンセプト）であり、看護の主要概念（メタパラダイム）の考え方などに依拠していることはいうまでもありません。

「看護過程」という用語は「nursing process」の日本語訳であり、一般には、看護を実践していくプロセスを看護過程と呼んでいます。日本語でいう「過程」という言葉は、物事が変化して、ある結果に達するまでの進行の道筋を意味する言葉であり、英語のprocessも終着駅に向かって、前進し続ける活動や筋道という意味があります。したがって、看護過程とは、看護の目的遂行のための道筋であり、看護実践の方法論であると考えられます。言葉を換えれば、対象がめざすべき理想的、具体的な目標に向けて、対象の状況を変化させるために用いられる方法であるといえます。

仏教看護もこのような考え方のもとに一連の過程にそって行われます。第1章で取り上げている「仏教看護の定義」を基本にして、その方法について考えるならば「その人自らがその苦を引き起こしている原因や条件に気づくような」方法であり、「その苦を滅するための正しい方法を行じること」によって、仏教看護の目的が達成されるものと考えます。仏教看護の方法については、拙著『仏教看護論』等において概観していますが、ここでは、その中から仏教看護の方法論の基となる教えや看護過程の特徴を簡単に再掲しておきます。

1　仏教看護における看護過程

1　看護過程の基本となる教え

仏教看護の方法論である看護過程を考えるにあたっては、仏教の教えや智慧を基本に据えています。その基となる仏典の教えには次のようなものがあります。

◆縁起の教え

まず最初に「縁起の教え」を挙げたいと思います。縁起は仏教の最も基本的な考え方の一つで、あらゆるものはすべて種々の因と縁とによって成立しているということであり、「因」は原因の因であり、あらゆることの起こりの元となるものです。「縁」はその原因を助ける条件のことであり、副次的な原因をいいます。この因と縁によって、「結果」が生じることになります。

治療・看護を必要とする病人の病い（結果）には、それを生じさせている原因（因）と条件（縁）が存在するはずです。その病いの直接的原因や間接的原因としての条件が何なのかが判断できなければ、具体的な援助には結びつきません。したがって、仏教看護の看護過程においても、必要な援助を決定するためには、対象の抱えている結果としての健康や健康問題には、必ずそれらをもたらしている因と縁があるという考え方を前提にしています。

また、仏典には「すべてのものはみな原因と条件によって成り立っているから、一つとして永久にとどまるものはないと見る」[1]とあります。看護過程においても、対象の健康状態は常に変化し続けており、対象と医療者とのかかわりのなかで、その変化はよい方にも悪い方にも変わり得るものであると考えます。

◇四諦の教え

「四諦《したい》」の教えも、看護過程の基本となるものです。四諦の「諦」とは、真理、真実という意味があり、四諦とは四つの真理、四つの明らかな智慧、四つの真実なるものの総称で、「苦諦《くたい》」、「集諦《じったい》」、「滅諦《めったい》」、「道諦《どうたい》」の四つの真理をさしています。「諦」は「諦《あきら》める」と訓読され、本来は「明らかにつまびらかに究める」を意味する言葉です。この四つの尊い真理とは、（1）苦しみと、（2）苦しみの成り立ちと、（3）苦しみの超克と、（4）苦しみの終滅《おわり》におもむく八つの尊い道（八聖道《はっしょうどう》）であり、このよりどころにたよってあらゆる苦悩から免《まぬが》れるとあります。[2]この教えはしばしば治療原理になぞらえられ、苦諦は病状を知ること、集諦は病因を知ること、滅諦は回復すべき健康状態のことであり、道諦は良薬であるとされます。[3]

言葉を換えれば、苦諦は今現に生じている病気そのものであり、集諦はその病気や病状を起こしている原因に相当するものであり、病気の原因を探り明らかにすることです。滅諦は回復すべき健康状態をさし、道諦は病気を治し健康状態にいたるための方法であるととらえることができます。

この四諦を看護実践の過程に当てはめて考えるならば、まず、苦諦は看護を必要とする人の不健康状態そのものと考えられます。つまり、対象のありのままの状態を観察して、不健康状態や状況、問題を明らかにするための情報収集の段階に相当します。

次に集諦は、観察、検査、測定、対話などによって収集されたさまざまな苦の状態・状況が、どのような原因や条件から引き起こされたものなのかを明らかにし、手立てが講じられればどのような状態や結果をもたらすことになるのか、そのためにはどのような対応や援助が必要なのかを判断することです。

さらに滅諦は、集諦からみた対象の理想的な状態、めざすべき健康状態とはどのような状態なのかを明らかにすることです。めざすべき看護の目標でもあります。最後の道諦は、対象がめざすべき理想的な健康状態にいたるための具体的な看護の方法の選択と実施に相当するものであり、具体的・実際的な看護の行動計画に相当します。四諦の教えは、看護を実践していくうえでの看護の道筋を示してくれるものであり、看護過程の構成要素を示すものです。

四諦
- 苦諦―生老病死に伴う現在の苦の状態（情報の収集）
- 集諦―苦の因と縁の究明（情報の分析・解釈）
- 滅諦―めざす理想的な状態の明確化（目標の設定と方法の計画）
- 道諦―理想的な状態にいたるための看護の方法の選択と実践（方法の選定と実践）

◆四正勤の教え

「四正勤《ししょうごん》」とは、四種の正しい努力のことであり、さとりを得るための実践修行法の一つですが、人間向上のための方法論ととらえてもいいかと思います。具体的には、①すでに生じた悪を除こうと勤めること、②悪を生じないように勤めること、③善を生ずるように勤めること、④すでに生じた善を増すように勤めること[4]、の四つです。この教えは、看護を実践する主体、対象のいずれからみても、適応可能な教えであり、看護の「目的」にも重なるものです。経典によっては、①と②の順序が逆になっています。

この教えの「悪」を「病い」あるいは「健康上の問題状況」に、「善」を「健康」あるいは「理想的な健康状態」に読み替えるならば、まさに看護を実践していくうえでの目的であり、看護過程の目的・目標の方向性を示しています。また、看護の目的でもある「健康の保持・増進」「疾病の予防」「早期発見」「疾病からの回復」「リハビリテーション」の概念も包含しています。さらには「ターミナルケア」の概念も含めていいでしょう。

◆七覚支の教え

「七覚支《しちかくし》」とは、さとりを得るために役立つ七つの事がらの意で、心の状態に応じて、存在を観察するうえでの注意・方法を七種にまとめたものです[5]。仏典に次のような教えがあります。

「修行僧たちよ。また修行僧たちが、未来の世に、〈よく思いをこらす〉さとりのことがらを修し、〈よく法をえらび分ける〉さとりのことがらを修し、〈よく努力する〉さとりのことがらを修し、〈よく喜びに満ち足りる〉さとりのことがらを修し、〈心身が軽やかになる〉さとりのことがらを修し、〈精神統一〉というさとりのことがらを修し、〈心の平静安定〉というさとりのことがらを修すならば、その間は、修行僧たちに繁栄が期待され、衰亡は無いであろう[6]」

この教えは看護者が看護過程を展開していくうえでの基本となるものであり、実践力そのものといえるでしょう。また、看護者のみならず、看護の受け手にも通じるように思います。

〈よく思いをこらす〉とは念覚支《ねんかくし》といい、おのれの言行を注意深く思い起こすことであり、思いつづけることです。生老病死に伴うさまざまな「苦」の状態・状況に対してよく思いをこらして観察し、情報収集をすることに相当するものと考えます。

〈よく法をえらび分ける〉とは択法覚支《ちゃくほうかくし》といわれ、正しい智慧によって教えの中から真実なるものを選びとり、偽りのものを捨てることです。つまり、観察や測定などを通じて情報収集したものを分析・判断し、「苦」の原因や条件を明らかにするとともに、理想的な状態にいたるためにはどのような援助が必要なのかをはっきりさせることに通じるものです。

〈よく努力する〉とは精進覚支《しょうじんかくし》といい、怠ることなく努力することです。この態度は、患者、看護者双方に求められる態度であり、また看護過程のどの段階においても求められるものです。また、よりよい看護を提供するためには、常に看護を追及し、研究するためのたゆまぬ努力が必要です。一方、患者も、自分の不健康状態の原因や条件を自覚し、より望ましい健康状態をめざして努力してこそ、その目的が達成されるものと考えます。

〈よく喜びに満ち足りる〉とは喜覚支《きかくし》といい、教えを実行することで心に喜びが生じることです。看護を実践することに生きがいと喜びが感じられ、さらには、看護過程を通じて、対象がより望ましい理想の姿に近づけたとき、心からそのことを喜べる看護者であることの大切さを学ぶことができます。

〈心身が軽やかになる〉とは軽安覚支《きょうあんかくし》といい、心身を軽やかに快適にすることです。心に喜びが生じ、喜ぶことによって心身が軽やかになるということは看護する者、される者双方の望ましい状態をさしているように思います。患者が看護を受ける過程を通じて「病い」に伴う苦痛や苦悩を乗り越えながら、少しでも「心身が軽やかになる」ように働きかけることは、看護の目的にも重なります。そのためには、看護者自らも心身ともに軽やかな状態を維持できているかどうかが大切な要件となるでしょう。

〈精神統一〉とは定覚支《じょうかくし》といい、心を集中して乱さないことです。看護を実践するうえでも、看護過程を展開するうえでも、看護者の心が乱れて不安定であれば、正しい観察や判断はできません。患者にも不安感を与えるばかりでなく、医療事故や医療過誤にもつながりかねないでしょう。四六時中「精神統一」をしているような状態を維持することは難しいことですが、少なくとも、看護を実践する際には、看護に集中できるように精神状態を整えることは大切なことではないかと思います。

〈心の平静安定〉とは捨覚支《しゃかくし》といい、対象へのとらわれを捨て、心を平等に保つことです。さまざまな感情を離れ、どの患者にも平等・公平な態度で対応できることと考えてもいいでしょう。医療・看護の場における看護過程は、さまざまな人間関係のなかで進められていきます。ときには、心を平静安定に保てない状況も生じることでしょう。そのような意味でも、時々、周囲の状況によって感情に流されていないか、人間関係のなかで心が激しく動揺し、変動していないかどうかを振り返ってみることも大切です。

◇八正（聖）道の教え

「八正道《はっしょうどう》」の教えは、先に述べた「四諦の教え」の道諦に相当するものです。つまり実践の方法です。八正道とは、正しいものの見方（正見《しょうけん》）、正しいものの考え方（正思《しょうし》）、正しいことば（正語《しょうご》）、正しい行為（正業《しょうぎょう》）、正しい生活（正命《しょうみょう》）、正しい努力（正精進《しょうしょうじん》）、正しい念い（正念《しょうねん》）、正しい統一（正　定《しょうじょう》）の八つの実践徳目をさし、仏教ではこの八つが人を解脱《げだつ》に導く正しい道であるとしています。解脱とは、一般的に「束縛から解き放す」の意で、仏教では煩悩から解放されて自由な心境になることをいいます。[7] この教えは、人が生老病死に伴う「苦」を滅するための方法でもあり、この八つの実践徳目を実践すれば苦しみを消滅させることにもつながるものと考えられます。また、われわれが理想的な状態にいたるための具体的な方法の基本を示すものでもあるのです。

看護においても八正道の教えは、病人が健康を獲得し、維持していくための方法論であるのみならず、看護者の看護過程に方向性を与え、看護者自らが理想的な健康生活を維持していくための方法論でもあるといえるでしょう。ここでいう「正しさ」とは「仏の心」「仏の教え」のことです。

2　仏教看護における問題のとらえ方

看護過程は、看護を実践するための方法であり、その過程は問題解決過程としてとらえられています。看護過程は、一般的にアセスメント、問題の明確化、計画、実施、評価の過程をたどりますが、仏教看護においてもその過程と大きく変わるものではありません。具体的には「情報の収集」、「情報の解釈・判断・推理、問題の明確化」、「看護目標の設定、方法の計画」、「看護方法の選択、実践」、「看護の評価」の5段階としています（図1）。

一般的な問題解決過程としての看護過程では、看護上の問題は人間が健康生活を送るうえで支障をきたすような問題であり、どちらかというと「困った事がら」や「厄介なこと」としてとらえられています。問題に対しては、看護の専門家が対象に対して主体的、系統的、計画的に働きかけて解決していくものであり、看護実践によって解決されていく問題を看護上の「問題」とみているようです。つまり、解決されることが要求される問題であり、その問題を解決することによって期待される結果が得られるということです。

仏教看護における問題のとらえ方も、健康生活を送るうえで支障をきたすような問題を含んでいることに相違ありませんが、仏典の教えから、少し視点の異なる問題のとらえ方をしています。仏典に次のような教えがあります。

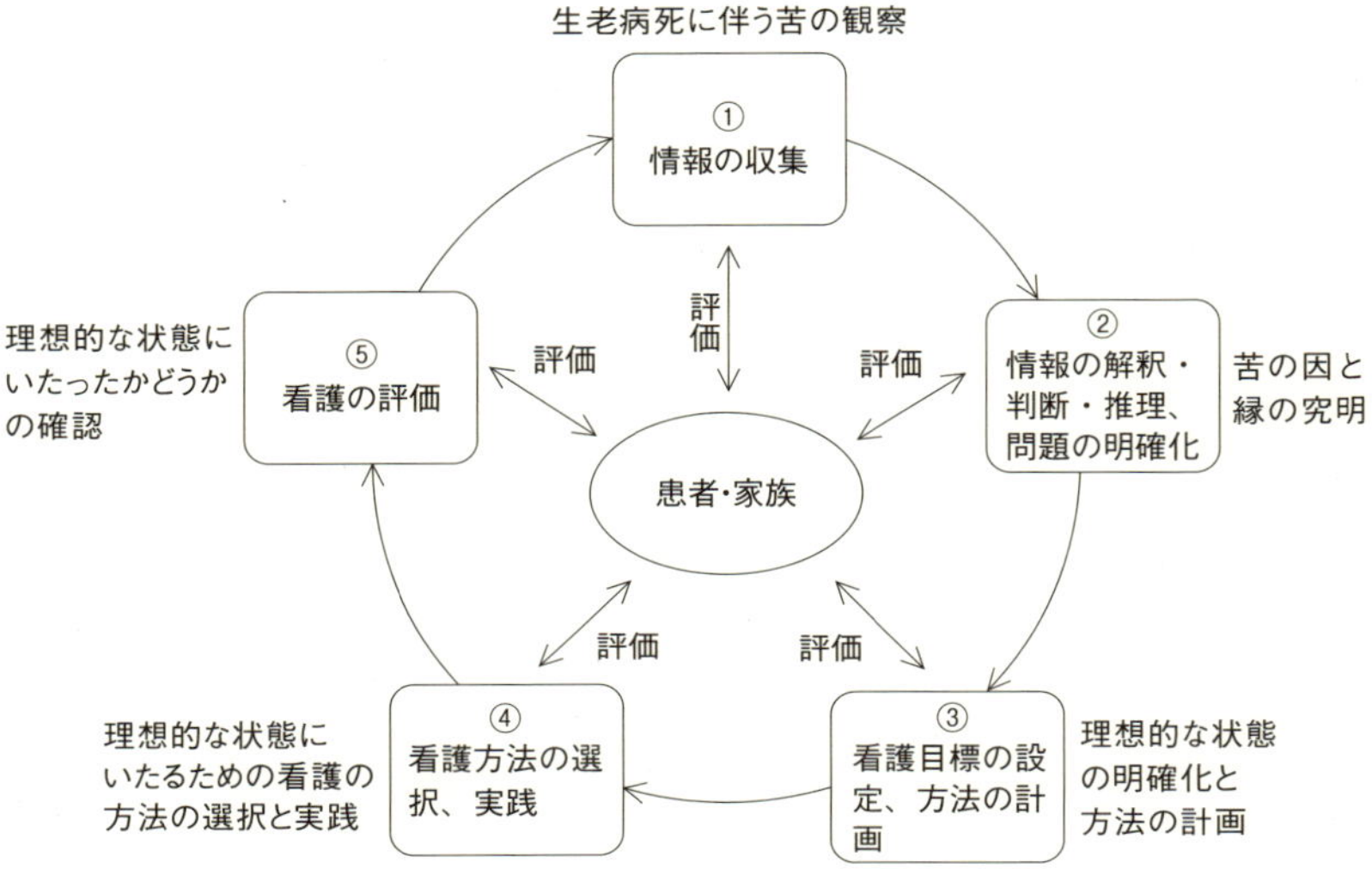

図１　看護過程の５段階

「この人間世界は苦しみに満ちている。生も苦しみであり、老いも病も死もみな苦しみである。怨《うら》みあるものと会わなければならないことも、愛するものと別れなければならないことも、また求めて得られないことも苦しみである。まことに、執着《しゅうじゃく》を離れない人生はすべて苦しみである。これを苦しみの真理（苦諦《くたい》）という[8]」

この教えからもわかるように、仏教では、この世に生を受けるということは、すでにその中にさまざまな「苦」を包含しており、人間が根底的苦を基に据えた存在であるという人間観があります。したがって仏教看護においては、人間がこのような真実に気づかないで生き、生活していること自体がむしろ問題であると考えたいと思います。それは人間存在にとって根本的な問題であり、第一義的な問題であるということになります。

よって、看護過程で抽出される看護上のさまざまな問題は、この第一義的な問題のうえに派生してくる第二義的な問題であると考えます。おそらく、第一義的な問題に気づいている人とそうでない人とでは、看護上の問題の判断の仕方や優先順位が異なってくるように思われます。また、第一義的な問題に気づいていない看護者の看護上の問題の判断の仕方は、第一義的な問題に気づいている患者側からみれば、正しい判断だとはいえない場合もあるかもしれません。その逆もまた然りです。

以上のような看護上の問題の判断に関し、たとえばこのような事例があります。四十七歳の男性患者Mさんは大腸がん肝転移で入院をしていました。半年前に開腹手術をしたときにはすでに転移していて開腹のみに終わり、本人には悪いものはとれたと説明され一時的に退院が可能となり、自宅療養後の検査入院ということでの再入院の患者でした。しかし、一向に退院できる様子はなく、食欲不振、腹痛、嘔吐などの症状が続き、周囲への不信感が強くなり「なんでよくならないのか？こんなに頑張っているのに…」「本当に悪いものはとれたのか」「自分は死ぬのではないか」「怖い！助けてほしい」とだれかれとなく訴え続けるようになりました。夜間は看護師に抱きついて泣くこともよくありました。Mさんは、このような状態が二週間くらい続いた後、深夜勤務の看護師に抱きついて「痛い、怖い」と言いながらそのまま呼吸停止をきたし亡くなりました[9)]。

Mさんが抱えていたであろうと思われる問題は、人間としての根本的な問題であり、第一義的な問題であろう思われます。このことに気づいている看護者であるならば、Mさん自身が、自らこの問題に対峙できるようなかかわりを最優先したのではないかと考えます。少なくとも、このような亡くなり方は緩和ケアや看取りの目的からみても避けるように判断し、対処するに違いありません。

また、平生から人間としての根本的、第一義的な問題にきちんと対峙してきている人は、患者として末期医療を受けることになった場合にも、自分のほうから看護者に対して、スピリチュアルな事がらについては、看護上の問題として取り上げてもらわなくてもいいけれども、身体的な苦痛に対してはあらゆる知識と技術を駆使して緩和してほしいと言われるかもしれません。

仏教看護における方法論としての看護過程においては、このような考え方のもとに「問題」の概念をとらえたいと考えています。つまり、仏教看護では、看護過程における問題を、単に健康生活を送るうえでの「困った事がら、厄介なこと、障壁となっていること」のみならず、人間としての根本課題までも視野に入れたうえで、「問題解決」に関与し得る過程であると考えます。

そして、仏教看護ではこの過程を通じて、看護される者、する者がともに人間として成熟することをめざしています。つまり、看護過程は看護される者・する者が、生命の生老病死に伴う看護上の問題に向き合い、それを通じて、ともに人生の根本課題（問題）に対峙しつつ、その体験をお互いの成熟に結びつけていく過程であるということです。また、仏教看護では、対象の性別・年齢を問わず、また「生老病死」のどの過程にあろうとも、さらにはどのような健康状態・段階・状況に置かれていたとしても、今、生かされ、生きていることの意味と自覚と実感こそが追求されるべき事がらであると考えます。

3　仏教看護の方法論としての看護過程の特色

仏教看護の方法論としての看護過程の特徴を簡単に整理しておきます。

◇だれもその人には成り代り得ない固有の存在へのかかわりである看護過程

仏教看護の「看護過程」では、看護の対象も主体も人間であり、誰もその人には成り代り得ない固有の存在としての相互作用の過程であるということを大切にしています。人は相手には成り代り得ない存在であるがゆえに、他者の心の働き、感情、思いを正確に把握し、相手と同じようにその人の気持ちを理解することは難しいことです。

したがって、看護を実践する際にも、相手に関心を払い、わかろうと努力する姿勢が大切になってきます。看護の方法論としての看護過程は、看護上の問題を解決へと導く有効な方法・手段であり、過程そのものですが、一方では、誰もその人には成り代り得ない固有の存在であるがゆえに、対象の看護上の問題を完全に解決できる方法であると断言できない面もあることを認識しておきたいと思います。

◇対象も看護過程に参画することが大切であること

仏教看護における方法論としての看護過程では、常に看護の対象が看護過程に参画することを基本に置いています。対象は看護の専門家ではありませんが、自分の健康上の問題の原因・条件を自覚し、治療・看護の目的や方法を理解したうえで受け入れ、その結果の評価にも主体的に参画してこそ、看護過程の意義があるものと考えます。

もちろん、対象の抱えている疾患の種類、程度、病状、予後等、さまざまな状況や条件によっては、一時的、一方的に専門家の診断や判断の下に治療・看護が進められていく場合もあります。しかし、基本的には、可能なかぎりその人が自分の身に起きている現実や状況を認識し、治療・看護の必要性を自覚したうえで看護を受けることが大切です。

◇変化し続ける人間や環境との相互作用の中で進められる看護過程

仏教には、人間存在を含め、つくられたものはすべて一瞬たりとも同一のままではありえず、あらゆる現象は変化してやむことがないという考え方があります。仏教看護を実践していく過程においても、この考え方を基本に据えています。つまり、対象および周囲の状態・状況は時々刻々と変化していることを前提として、常に対象の望ましい結果を予測し、その状態にいたることができるように主体的、意図的に取り組む過程が看護過程であると考えます。

その変化の過程は、看護する側の専門的知識・技術・態度のいかんによって望ましい方向にも、その逆にも変わり得るものです。また、看護される側の健康上の問題に対する認識や自覚の在りようによっても、同様のことがいえるでしょう。看護を実践していくうえでの看護者側の主体的、計画的な取り組みは重要なものですが、仏教看護においては、看護を受ける側の受けとめ方、取り組み方も重視しています。自身の生命、健康、生死をめぐる事がらについては、専門家の指導や援助を参考にしながら、ある程度、個々人が責任をもって主体的、積極的に取り組む姿勢も大切であると考えます。

◆人生の根本課題までも視野に入れた問題解決過程としての看護過程

仏教看護の方法論としての看護過程は、単に知的、科学的、かつ合理的な方法論にとどまらないところにその特徴があります。つまり、人生の根本課題までも視野に入れた問題解決過程であるという点です。基本的には、対象の信念や価値観をも視野に入れ、人生や生き方にまで影響を及ぼす過程であるととらえています。

たとえば、がんの末期患者から「なぜ私が、がんのために人生半ばで死んでいかなければならないのか、何も悪いことをしていないのに」、「こんなに辛いのなら死なせてほしい、生きている意味がないから…」、「死んだらどうなるのだろう。来世はあるのだろうか。死ぬのが怖い」などと投げかけられても、看護者は科学的思考や認識のもとにそれらの問いに答えたり、対応することはできません。このような問題は、方法論としての看護過程において、看護者が解決に導けるような類のものではないからです。

本来、このような実存的、哲学的、宗教的、スピリチュアルな側面の疑問や問題については、個々人自らが答えを模索すべきものではないかと考えています。しかし、看護者は、現にこのような問題に直面している人々に直接的にかかわり、看護援助をしていかなければならない立場にあります。ならば、そのような人々の傍らにあって、その人自らが答えを見いだせるようなかかわり、役割、責任を果たしていかなければなりません。

つまり、看護者には、対象の生老病死に伴う人生の根本問題までも視野に入れたかかわりが求められているということです。そのためには、それらの問題を判断できる力、その内容によってはしかるべき専門家に介入してもらうための行動がとれる力が求められます。このような意味において、仏教看護の看護過程は人生の根本課題までも視野に入れた問題解決過程であると考えます。

また、このような人生の根本課題・問題は、患者やその家族のみならず看護者一人ひとりに問われる事がらです。看護者自らが、いのちの「生老病死」に向き合うことなく、人生の根本課題までも視野に入れた問題解決過程としての看護過程にかかわることには限界があります。そのためにも、自ら「生き死に」の問題に対峙し、個々に生死観を育むことが何よりも大切なことだと考えています。

引用文献

1)『和英対照仏教聖典』(仏教伝道協会、二〇〇〇年、三三三頁)
2)中村元・訳『ブッダの真理のことば　感興のことば』(岩波文庫、一九九一年、三七頁)
3)中村元、他・編『岩波仏教辞典』(岩波書店、一九九二年、三六〇頁)
4)中村元『広説佛教語大辞典　中巻』(東京書籍、二〇〇一年、六六八頁)

5) 同右　六八五頁

6) 中村元・訳『ブッダ最後の旅　大パリニッバーナ経』（ワイド版岩波文庫、二〇〇一年、二一二頁）

7) 中村元・他・編『岩波仏教辞典』（岩波書店、一九九二年、二二五頁）

8) 『和英対照仏教聖典』（仏教伝道協会、二〇〇〇年、七五頁）

9) 藤腹明子『看取りの心得と作法』（医学書院、一九九四年、六一、六二頁）

2 カンファレンスの意義と大切さ

皆さんはカンファレンスと聞いて、どのようなことを思い浮かべられるでしょうか。看護におけるカンファレンスは、看護を効果的に行うために大切なものですが、それぞれにイメージされたカンファレンスには若干の違いがあるかもしれません。それは、カンファレンスの目的によって、種類、参加者、運営の仕方、場、内容が少し異なっているからです。ここでは、あらためて仏教看護におけるカンファレンスの意義や大切さについて考えます。

1 看護とカンファレンス

カンファレンス（conference）には、会議、相談、会談、協議などの意味があります。できれば日本語を当てて使いたいのですが、逆に日本語を当てることによって、カンファレンス本来の概念が限定されてしまうため、ここではカタカナ用語のまま用いることにします。つまり、カンファレンスを、会議としての「関係者が集まって相談、討議すること」、相談としての「互いに話し合うこと、話し合い」、会談としての「会合して語ること」、協議としての「打ち合わせ、相談すること」などの概念を含んだものとしてとらえたいからです。

看護におけるカンファレンスでは、さまざまな場で、複数の参加者により、ある目的をもって、時間の長短を問わず、司会者を設けてもたれています。おそらく、病院によって、さまざまな種類のカンファレンスが計画され、実施されていることでしょう。いずれの施設であっても、患者やその家族を視野に入れた看護過程に関連したカンファレンスは必ず行われているものと思われます。そのカンファレンスでは、各患者の問題、その問題の解決策、具体的なケアの方向性、患者や家族に関する状況の報告、情報の交換、実施する看護についての指示や話し合い、実施した看護の報告・評価・修正などが取り上げられていることと思います。

また、看護学生の実習を受け入れている病院では、看護学生の学習効果を上げるためのカンファレンスももたれていることでしょう。時には、医師や他の専門職を交えたカンファレンス、知識を深めるための学びの場としてのカンファレンスなども実施されていると思います。そのいずれもが、よりよい医療・看護につながっていくものです。

カンファレンスにおいては、看護者個々の体験がチームで共有され、情報交換、意見交換によって看護援助の質や技術水準を高めていくものと思われますが、そのためには、効果的なカンファレンスのもち方や、進め方に関する注意も必要となります。カンファレンスに臨むメンバーが、カンファレンスの意義や目的を認識し、主体的、積極的に参加することが大切です。

いままでのカンファレンスの経験を振り返ると、リーダー的役割や看護者の性格傾向により発言が偏ることもあったように思います。そのような場合、司会者にはカンファレンスに臨むメンバーが、偏ることなく全員発言できるような配慮も求められます。

2　仏教の教えに学ぶカンファレンスの意義

仏典にカンファレンスの在りようを示唆するような教えがあります。ブッダが、王舎城の近くに住んでいる修行僧たちを会堂に集合させ説かれた教えです。それは、釈迦教団が衰亡をきたさないための七つの法でした。少し長いのですが、引用したいと思います。

「〔1〕修行僧たちよ。修行僧たちがしばしば会議を開き、会議には多くの人が参集する間は、修行僧らには繁栄が期待され、衰亡は無いであろう。

〔2〕修行僧たちよ。修行僧たちが未来の世に、協同して集合し、協同して行動し、協同して教団の為すべきことを為す間は、修行僧らよ、修行僧たちに繁栄が期待され、衰亡は無いであろう。

〔3〕修行僧たちよ。修行僧たちが、未来の世に、未だ定められていないことを定めず、すでに定められたことを破らず、すでに定められたとおりの戒律をたもって実践するならば、修行僧らよ、修行僧たちに繁栄が期待され、衰亡は無いであろう。

〔4〕修行僧たちよ。修行僧たちが、未来の世に、経験ゆたかな、出家して久しい長老たち、教団の父、教団の導き者《て》を敬い、尊び、崇め、もてなし、そうしてかれらの言は聴くべきであると思う間は、修行僧らよ、修行僧たちに繁栄が期待され、衰亡は無いであろう。

〔5〕修行僧たちよ。修行僧たちが、のちの迷いの生存をひき起す愛執が起っても、それに支配されない間は、修行僧らよ、修行僧たちに繁栄が期待され、衰亡は無いであろう。

〔6〕修行僧たちよ。修行僧たちが、林間の住処に住むのを望んでいる間は、修行僧らよ、修行僧たちに繁栄が期待され、衰亡は無いであろう。

〔7〕修行僧たちよ。修行僧たちが、みずから心のおもいを安定し、〈未だ来ない良き修行者なる友が来るように、また、すでに来た良き修行者なる友が快適にくらせるように〉とねがっている間は、修行僧らよ、修行僧たちに繁栄が期待され、衰亡は無いであろう。

修行僧たちよ。この七つの〈衰亡を来たさざる法〉が修行僧たちのうちに存在し、また修行僧たちが、この七つの〈衰亡を来たさざる法〉をまもっているのが見られる間は、修行僧らよ、修行僧たちに繁栄が期待され、衰亡は無いであろう[1]」

ここに引用した七つの法のなかには、はっきりと「会議を開く」ということばが使われています。「会議」に「カンファレンス」を重ね、「修行僧たち」を「看護者たち」に、「繁栄」を「より良い看護」に、そして「衰亡」を「患者にとっての望ましくない看護」に置き換えて教えをみてみるならば、そこには望ましいカンファレンスの在りようを垣間見ることができます。

よりよい看護を実践するためには、しばしばカンファレンスを開くことが望ましく、そこには多くの看護者が参加することが大切であることがわかります。また、看護者たちが共に心を合わせ、力を合わせ、助け合ってカンファレンスをもち、そこで話し合われたことが行動に移されるならば、それはよりよい看護につながるものと解することができます。

また、カンファレンスで話し合われた事がらについては、参加者がチームメンバーとしての自覚をもち、それらを実践することが大切であることがわかります。さらに、カンファレンスでは、特定のテーマを決め、そのテーマに関する知識を深めることもあるかと思われますが、その際、経験ゆたかな看護者、医師、さまざまな職種の専門家たちからの講義やアドバイスも大切であると解釈することもできます。そして、カンファレンスに参加する看護者は、常に患者と家族に、よりよい看護を提供するためにカンファレンスがもたれることを認識しており、できるだけ自らが心身の不調を抱えず、安定した心の状態でカンファレンスに臨むことが求められているようです。

先に引用した仏典『ブッダ最後の旅―大パリニッバーナ経』の第一章には、この七つの法の後に、さらに他の七つの法が三つ、そして六つの法が一つ説かれています。本章1の「仏教看護における看護過程」のところで看護過程の基本となる仏教の教えの一つとして紹介した「七覚支の教え」も七つの法の一つとして挙げられているものです。

ところで私たちは、なんらかの集団を形成して生活し、協同し、活動しています。病院という場で、医療・看護が円滑に営まれ、運営されるためには医療・看護に携わるものが、お互いを尊重し、信頼関係を築き、差別することなく、協同し活動することが求められます。ブッダは、社会はサンガの精神で営まれなければならないことを説いています。サンガは「和合」を原義とし、仏教では「出家の集団」を意味します。田上太秀氏は、「釈尊は、社会はサンガの精神で営まれなければならないと教えました。サンガとは共同体という意味です。経済用語で組合ということばにあたります。このサンガは、ものごとを合議し人々の心が和合して運営される共同体です。その共同体は人々の愛護の心をもって実現されると教えました」としています[2)]。病院も、医療・看護の目的をめざして働く人たちの共同体であると考えるならば、常にカンファレンス（合議→集まって相談すること）が求められ運営される必要があります。時代や場が異なっても、共同体にはカンファレンスが必要であることがわかります。

共同体としての場である施設（病院）において、カンファレンスの目的が果たされるためには参加者間の会話（対話）が必要であることは言うまでもありません。カンファレンスの進め方は、会話に左右され、その効果にも影響を与えます。カンファレンスにおいて、看護者各自が会話を深め、患者や家族とのかかわりをもってこそ、カンファレンスの意味があります。ただし、この場合注意しないといけないことがあります。ある患者からの「私のしゃべった事が、二時間もたたないうちに、皆が知っている。こんなことじゃあ、何も話せなくなってしまうよ[3)]」という訴えに、はっとさせられました。多分、スタッフ間の情報共有に対する患者の反応だと思われます。患者からの訴えを含むさまざまな情報に関しては、必要に応じてスタッフ間で共有しつつも、患者との会話の中では注意が必要だということです。人間関係の基となる会話（対話）については、第3章で取り上げています。その内容は、カンファレンスにおける会話（対話）にも通じるものであり、参照してください。

3　仏教看護におけるカンファレンスの意義と大切さ

さまざまな医療施設においてカンファレンスが行われているものと思われますが、一般的な看護カンファレンスと仏教看護におけるカンファレンスとでは違いがあるのでしょうか。おそらく、カンファレンスの目的においては、双方に違いがあるものではありません。あえて、仏教看護におけるカンファレンスの意義と大切さを考えてみるならば、やはり仏教の教えや価値観を取り入れてカンファレンスの在りようを考えるところに、その特徴があるように思います。

◇七覚支の教えを基としたカンファレンス

本章1で、看護過程の基本となる教えの一つとして「七覚支」の教えを紹介しました。「七覚支」とは、さとりを得るために役立つ七つの事がらの意で、心の状態に応じて存在を観察するうえでの注意・方法を七種にまとめたものです。この教えは看護者が看護過程を展開していくうえでの基となるものであり、実践力そのものともいえるのですが、この内容はカンファレンスをもつ場合にも基本となる考え方です。〈よく思いをこらす〉〈よく法をえらび分ける〉〈よく努力する〉〈よく喜びに満ち足りる〉〈心身が軽やかになる〉〈精神統一〉〈心の平静安定〉の七つの事がらは、看護過程に関連するカンファレンスを行う場合にもその基本としたいものです。

◆和合の精神を大切にしたカンファレンス

仏典には、「幾千万の人が住んでいても、互いに知り合うことがなければ、社会ではないこと」、「社会とは、そこにまことの智慧が輝いて、互いに知りあい信じあって、和合する団体のことであること」、「まことに、和合が社会や団体の生命であり、また真の意味であること」が記されています。そして、世の中には三とおりの団体があり、一つは、権力や財力のそなわった指導者がいるために集まった団体、二つは、ただ都合のために集まって、自分たちに都合よく争わなくてもよい間だけ続いている団体、三つは、教えを中心として和合を生命とする団体であることが記されています。[4] この三種の団体のうち、まことの団体は第三の団体ということになります。

仏教看護をめざす場も、第三の団体をめざしたいと思いますが、これらの教えは、参加者が目的をもって集うカンファレンスの在り方をも示唆しているように思います。参加するメンバーが同じ土俵に立ち、お互いに関心を払い合い、信じあえる関係の中で話し合いや対話がもたれてこそ、カンファレンスが効果的に進められるものと考えます。カンファレンスに医師やリーダー的役割をもった人が参加すると、上下関係を意識し、同等の立場で意見や考えを述べにくいことがあるかもしれませんが、常に「和合」の精神を大切にしてカンファレンスをもてばこのようなことは避けられるでしょう。

先に述べたことに重なりますが、仏教看護におけるカンファレンスでは和合の精神を大切にし、医療・看護に携わるものが、お互いを尊重し、信頼関係を築き、差別することなく、協同し活動することを大切にしたいと思います、もしも、カンファレンスにおいて参加者間に不和が生じた場合には、すみやかにその不和を除き去るような努力も必要だと思います。

◇必要なときには患者や家族も参加するカンファレンス

本章の1では、仏教看護における看護過程について取り上げていますが、そのなかで、仏教看護の方法論としての看護過程の特色の一つとして、対象も看護過程に参画することの大切さを挙げています。患者本人や家族が健康上の問題の原因・条件を自覚し、治療・看護の目的や方法を理解したうえで受け入れ、その結果の評価にも主体的に参画してこそ、看護過程の意義があると考えています。

この考え方の背景には、「自己こそ自分の主《あるじ》である。他人がどうして（自分の）主であろうか？自己をよくととのえたならば、得難き主を得る」「もしもひとが自己を愛《いと》しいものと知るならば、自己をよく守れ」「先ず自分を正しくととのえ、次いで他人を教えよ。そうすれば賢明な人は、煩わされて悩むことが無いであろう[5)]」という仏教の教えがあります。ブッダは、自分自身が愛しいものだと知ったならば、自身をよく守らなければならないと教えています。自身を守ることの一つに、心身の健康も含めたいと思います。つまり、健康上の問題が生じた場合には、専門家に任せっきりにするのではなく、自らも責任をもって取り組んでいく姿勢が大切だと考えます。

このような考え方から、看護過程に関するカンファレンスにも患者や家族に参加してもらうことが求められます。もちろん、すべてのカンファレンスに参加してもらうということではありません。必要時、患者や家族にも参加してもらうということです。直接的に、患者や家族との会話を交えたカンファレンスは、一般の病院でも実際にもたれているのではないかと思います。このような機会を通じて、ひとりでも多くの人が自身の健康問題にきちんと向き合い、疾病の予防や早期発見、疾病からの回復、リハビリテーションに対して主体的に向き合えるようにしていくことは大切なことです。少し厳しい状況下にあるかもしれませんが、末期医療におけるカンファレンスにおいても通じる事がらであると考えています。

引用文献
1）中村元・訳『ブッダ最後の旅　大パリニッバーナ経』（ワイド岩波文庫、二〇〇一年、一八—一九頁）
2）田上太秀『NHKこころの時代・仏典のことば　下』（NHK出版、一九九七年、一三三頁）
3）平野博「ビハーラ病棟での学び—ビハーラ病棟勤務10年間を通して—」（仏教看護・ビハーラ発会記念・創刊号、二〇〇六年、九三、九四頁）
4）『和英対照仏教聖典』（仏教伝道協会、二〇〇〇年、四七九、四八一頁）
5）中村元・訳『ブッダの真理のことば・感興のことば』（岩波文庫、一九九一年、三三頁）

第5章

人間の「生」と仏教看護の実際

第5章から第8章では、「生」「老」「病」「死」に関連した事例に対する仏教看護の基本姿勢とその実際について述べています。事例に対する問題の判断の仕方や考え方、看護の基本姿勢、具体的なかかわりや看護の実際については取り上げていますが、看護過程に沿った具体的、実際的な行動計画にまでは至っておりません。いずれは、仏教看護の看護過程に沿った具体的な展開をまとめたいと考えています。なお、各章で取り上げている事例については、学会や研究会、書籍や看護系の専門誌、新聞などで発表されたもの、ご本人から直接うかがったもの、仮想事例などが含まれています。

本章では、人間のいのちの「生老病死」における「生」に焦点を当て、仏教看護の実際について考えます。あえて、科学的、医学的知識や思考だけでは対処しかねるような事例を取り上げています。したがって、あまり一般的ではなく、特異な事例であると感じられるかもしれません。しかし、仏教看護の仏教看護たる所以は、人の誕生前や死、あるいは原因のわからない先天性の障害など、客観的な説明が困難であったり、価値判断を求められるような事がらについての悩みや疑問、不安や不満、悲しみなどに対して、真正面から向き合うことを大切にしています。そして、看護を通じて、その人がその現実に向き合い、その意味について考え、その現実を受け入れられるようになってこそ、仏教看護の真の意味があるのではないかと考えます。

1 不妊治療を受けている人、子どもに恵まれない人への対応

1 代理出産を巡る事例

二〇〇六年十月十四日、諏訪マタニティークリニックの根津八紘院長は、子宮を摘出して子どもを産めなくなった三〇歳代の女性に代わり、この女性の卵子を使って五〇歳代の母親が妊娠、出産していたことを明らかにしました。祖母が孫を産む形の代理出産は、国内では初めてのことでした。子どもの性別は明らかにされていませんが、子どもは戸籍上、妻の実母の実子として届けられた後、夫婦の子として養子縁組をしました[1]。

また、二〇〇九年十一月二十四日の新聞には、同クリニックにおいて娘の代理母となって出産した実母（五十三歳）と、娘（二十七歳）がカメラ取材に応えた記事とともに赤ちゃんを抱いている二人の写真も掲載されました。この娘さんは一歳の時、子宮に大きな腫瘍が見つかり、手術で子宮を切除しました。結婚後、実母が代理母となることを申し出て、代理出産したケースです。実際には、女性の卵子と夫の精子で体外受精を行い、受精卵を実母の子宮に移植し、帝王切開で男児を出産したとあります。根津院長によると、二〇〇一年以降、女性の実母、姉妹それぞれ一〇組を代理母として、計二〇組の代理出産を手がけているそうです。代理出産した実母の年齢は四十七〜六十一歳だったと記されています[2]。

このような代理出産を巡っては、一九九一年十一月に都内在住の日本人夫婦が渡米し、米国人女性に人工受精し、代理出産した例が報告されていますが、国内初の代理出産については二〇〇一年五月、子

宮を切除した女性の卵子を使って女性の実妹が代理母になる形で、初めて実施したことを根津院長が公表しています。厚生労働省の厚生科学審議会生殖補助医療部会は、二〇〇三年四月に、代理出産を罰則付きで禁止すべきだとの報告書をまとめ、同時期、日本産婦人科学会も代理出産を禁止する指針を定めました。さらに二〇〇八年四月には、日本学術会議の「生殖補助医療の在り方検討委員会」は、当面、代理懐胎は原則禁止すること、営利目的で行われる代理懐胎には処罰をもって臨むこと、親子関係については代理懐胎者を母とすること、代理懐胎をはじめとする生殖補助医療について論議する際には、生まれる子の福祉を最優先とすべきであること等をまとめた回答を提出しています。しかし社会的な議論は進んでいないようです。

また、代理出産をめぐる動きの一つとして、二〇〇七年三月に向井亜紀さん夫婦が代理出産でもうけた双子の出生届不受理問題で、最高裁は、夫婦の申し立てを退け、母子関係を認めませんでした。さらには、二〇〇八年八月には、インド人女性に代理出産を依頼した日本人夫婦が、女児の誕生前に離婚したため、女児がインドを出国できないでいるというニュースも流れました。

◆不妊の原因と治療

世の中には、子どもがほしいのに授からないご夫婦がたくさんいます。子どもを望んで夫婦生活を行なっても二年間、妊娠しない場合を「不妊」といい、ご夫婦の一〇〜一五％が不妊に悩んでいるといわれています。不妊には関連の臓器・器官などの器質的、機能的側面からみたさまざまな原因が関与しています。たとえば、卵巣機能不全の人、卵管に問題がある人、染色体異常がある人、黄体機能不全がある人、習慣性流産の人、高齢による卵子の質の低下など、その原因にはさまざまなものがあり、治療法も多様です。なかには、原因不明の不妊症の人もあり、また、乏精子症、無精子症などのように、男性の側に原因がある場合もあります。

不妊の原因が明らかになれば、不妊治療を受けることによって子どもを授かっている人もいます。しかし、治療の効果がなかなか期待できない場合には、最終的な治療法として、人工受精、体外受精、顕微授精を受ける人がいます。人工受精にも配偶者間人工受精と非配偶者間人工受精があります。顕微授精の場合は、試験管内で受精させた後に子宮に着床させるというものです。さらに、現代では、先に紹介した事例のように、妻の体に問題があり受精卵の着床・妊娠ができないときは、第三者の子宮に着床させせて出産する代理出産が可能になりましたが、先にも述べたように、法律や制度が追いついていないのが現状です。

各都道府県では、医療保険が適用されない高額な不妊治療を受ける夫婦の経済負担を軽減するため、治療に要する費用の一部を助成していますが、このような経済的負担のみならず身体的、精神的苦痛が伴うものであることはいうまでもありません。因みに、代理出産をめぐる海外での費用については、米国在住の場合六万から八万ドル（六六六万～八八八万円）、日本人が渡航した場合には最低十万ドル（一一一〇万円）とあります。英国国内では、最低三千ポンド（六五万円）、韓国では五百万～九千ウォン（五五万～九九〇万）の費用がかかるようです[3)]。

先に紹介した事例のような代理出産や不妊治療の在りように対しては、現代日本の社会においても自然の摂理を超えるのはどこまで許されるのか、という論議がされています。医療技術の急速な進歩のなかで、今までの社会通念が揺さぶられ、生命と倫理をめぐるさまざまな問題が浮上してきています。仏教看護においては、このような生命を巡る問題に対しては、どのような考え方のもとに、不妊治療を受けている人にかかわればいいのでしょうか。あるいはまた、不妊治療を受けても子どもを授かることができずに悩んでいる人たちに対して、どのような考え方のもとに対応をしていけばいいのでしょうか。

2　不妊治療や代理出産に対する仏教看護の基本姿勢

◇仏教の教えにみる子どもに恵まれないということ

仏教の中心思想に「縁起」があります。「因縁生」「縁生」「因縁法」ともいわれる教えです。仏教語辞典には「（Aに）縁って（Bが）起こること。よって生ずることの意で、すべての現象は無数の原因や条件が相互に関係しあって成立しているものであり、独立自存のものではなく、諸条件や原因がなくなれば、結果もおのずからなくなるということ。理論的には、恒久的な実存的存在が一つとしてありえないことを示し、実践的には、この因果関係を明らかにして、原因や条件を取り除くことによって現象世界（苦しみの世界）から解放されることをめざす[4)]」とあります。

縁起の教えから「不妊」ということを考えれば、不妊には無数の原因や条件が相互に関係しあって起きている結果であると考えることができます。よって、不妊で悩むご夫婦がいれば、不妊の因果関係を明らかにし、その原因や条件を取り除けば不妊という悩みを解決できることになります。実際に、不妊の原因が明らかになり、不妊治療を受けることによって子どもを授かっている人もいます。仏教の教えからみても、不妊で悩むご夫婦に対しては、その原因を明らかにすることが、まずは大事になってくるものと思われます。

しかし、治療の効果がなかなか期待できないことがあります。そのような場合に、最終的な治療法として、人工受精、体外受精、顕微授精を受ける人がいます。さらに、現代では、先に紹介した事例のように、妻の体に問題があり受精卵の着床・妊娠ができないときは、第三者の子宮に着床させて出産する代理出産が可能になりましたが、先にも述べたように、法律や制度が追いついていないのが現状です。

不妊で悩むご夫婦への対応として、仏教の教えを基とした治療法や処置を、はたしてどこまで実施していいのかということが問われるように思います。

仏典『ダンマパダ』[5]『ウダーナヴァルガ』[6]の中に次のような教えがあります。

「『わたしには子がある。わたしには財がある』と思って愚かな者は悩む。しかし、すでに自己が自分のものではない。ましてどうして子が自分のものであろうか。どうして財が自分のものであろうか」

（『ダンマパタ』六二偈）

「自分のためにも、他人のためにも、子を望んではならぬ。財をも国をも望んではならぬ。邪《よこしま》なしかたによって自己の繁栄を願うてはならぬ。（道にかなった）行ないあり、明らかな智慧あり、真理にしたがっておれ」

（同右、八四偈）

「『わたしは若い』と思っていても、死すべきはずの人間は、誰が（自分の）生命をあてにしていてよいだろうか？　若い人々でも死んで行くのだ。――男でも女でも、次から次へと――。或る者どもは母胎の中で滅びてしまう。或る者どもは産婦の家で死んでしまう。また或る者どもは這いまわっているうちに、或る者どもは駆け廻っているうちに死んでしまう」

（『ウダーナヴァルガ』第一章　八、九偈）

ブッダは「無我」の教えのなかで「わがもの」という観念を捨てることの大切さを説いておられます。我でないものを、我とみなしてはならないという考え方で、特に身体をわがものとみなしてはならないと主張されました。そして「われという観念」「わがものという観念」を排除しようとされたのです[7]。最初に取り上げた教えでは、自分の存在すら自分の思いどおりにはならず、すべてのものが変化変遷する人生において、どうして子どもを自分のものとして思いどおりにすることができるのか、そうできないのは当然のことであるというように受けとめることができます。

二つ目に取り上げた教えも最初の教えに重なる部分がありますが、たとえば子どもを授からないものが子どもを欲しいと望む場合にも、道に外れた方法で子どもを求めてはいけないこと、正しい物事の筋道、真実の道理に従って行動することが大切であるとブッダは言っておられるように思います。現代においては、法律や倫理もそのなかに含めて考える必要があるでしょう。

三つ目に取り上げた教えは、死産で生まれてきた子どもの親への対応にも重なりますが、いつの時代にも誕生死という現実があるということです。母胎内で滅びるという縁を得てしまった生命、そのような過程を何度も繰り返し子どもが授からない方にとっては、不妊という概念と重なるものがあります。英語では死産をstillbornといいますが、その単語には「それでもなお生まれてきた」という深い意味があるそうです。「それでもなお生まれてくる」現実は、それにかかわった人々に、「生き死に」に対する態度や考え方に対峙させてくれます。その苦しみの原因に真正面から向き合い、あらためて生きることの意味や大切さ・態度を育んでくれるものと考えます。

◇仏教看護的な視点で見た不妊治療や代理出産に対する基本姿勢とかかわり

仏典から引用したわずかな教えを基として、不妊治療や代理出産に対する仏教看護の基本姿勢について述べることは少々乱暴なことかもしれませんが、全ての教えが真理であるということを前提にして考えてみたいと思います。

不妊で悩む方たちから医療者が相談を受けた場合、まずはその原因を明らかにすることだと思いますが、さまざまな治療をしてもなお妊娠できない場合への対応が問題となります。不妊という結果は、

「縁」であると考えることができますが、中には、人工受精、体外受精、顕微授精、代理母などのように、人間の側が「縁」を人為的に作ることによって、妊娠を希望する方たちもおられます。そのような方たちに対して、仏教看護をめざすものとしてはどのような価値観のもと、どのようなかかわりができるかということです。

先に引用した仏教の教えからは、不妊の人たちに対する治療・処置が「邪《よこしま》なしかた」なのか、「道にかなった行ないなのか」ということが問われることになります。ある人は、人間が人為的に縁を作り出すような妊娠は前者に該当すると考える人もあるでしょうし、逆に後者に該当すると考える人もいるでしょう。その人の価値判断や倫理観においては、どちらが正しく、間違っているかということをいえない面があることも事実です。

現代においては、法律や倫理面からみても、人工受精、体外受精、顕微授精は道にかなった認められる人為的な縁ということになるのかもしれません。また、「私には子がある、子がない」と思って悩むことは愚かなことである、といわれても、一般的には受け入れがたい面があることも事実です。また、子どもがほしいのにできないご夫婦に対して、「あきらめなさい」ということもなかなか言えません。子どもがほしいという要求に対しては、他人がどうこう言うことのできないきわめて個人的な問題を含んでいます。

仏教看護を実践していくうえで、不妊治療を受けている人、子どもに恵まれない人への対応の基本姿勢としては、まずはその現実を他人事ではなく、自身の身に置き換えて考えられる態度・姿勢が大切ではないかと思います。その上で、不妊治療や代理出産に対する相手のさまざまな価値観、希望などに向き合う態度が求められます。先に紹介した娘の代理母となって出産した実母（五十三歳）は、「なぜ代理出産を行ったのか」という取材時の質問に対して、「私は子供を持てて幸せなのに、娘は子供を産めない。その幸せを味わって欲しいと思い、『私に産ませて』と娘に言った」とあります。お母さんの気持ちも大切にしたいのですが、価値観や幸福感は個々によって異なるということも念頭に入れておきたいと思います。

仏教看護的な視点で不妊治療や代理出産に対してどのような見解をもっているのか、と問われたならば、少し厳しいかもしれませんが治療・処置は生殖器の範囲でとどめるのが望ましいと答えるでしょう。不妊という結果も一つの「縁」だと考えるならば、やはりいのちの誕生に伴うことに対しては、人間の側が人為的に縁を作ることは仏教の教えに反するようにも思われます。医学的、科学的にどのような手だてを講じても、結果的に子どもが授からなかったならば、その縁には何らかの理由・意味があるように思います。仏教看護では、それらの体験に意味を見いだせるように、また、その現実を受け入れられるようにかかわることを大切にしたいと思います。しかし、世の中にはどうしても子どもがほしいというご夫婦もおられることでしょう。そのような場合でも、先に述べたように人工受精、体外受精、顕微授精までにとどめるのが望ましいのではないかと考えます。

不妊に対する人為的な介入の場合、代理懐胎、代理出産は、依頼者・代理母・胎児それぞれに身体的、精神的、社会的、スピリチュアルな側面にリスク与え、ときに問題をもたらします。たとえば、生まれた子どもが先天性の障害を抱えていて依頼人側が子の受け取りを拒否したり、代理母になった女性が子に情が移り契約金を返還して引渡しを拒否したり、先に述べた事例のように依頼人夫婦が離婚してしまい外国で生まれた子どもが無国籍で出国できなくなったりすることがあり得るからです。このように、産む側の都合で胎児や児に不幸や混乱がもたらされることは避けるべきではないかと思います。このような問題は、実母や姉妹が代理母になる場合には生じないことかもしれませんが、さまざまなケースを前提にした考え方が大事ではないかと考えます。

仏教看護における不妊治療や代理出産へのかかわりに対しては、常に倫理的、宗教的、法的、社会的側面の事がらを視野に入れつつ、治療・処置・ケア・指導に当たることが求められます。同時に大切なことは、命は誰のものなのか、産む側の価値観や希望だけで不妊治療や代理出産を進めてもいいのだろうか、生まれる側の胎児はそれらをどのように受けとめているのだろうか、生命の絶対性や尊厳性とは何なのか、などについて常に向き合い考える姿勢が大事だと思います。そして、自身の考えや価値観が揺らぐときには、ブッダの教えに触れてみることをお勧めします。

先の『ダンマパダ』の教えは問題に向き合うヒントを与えてくれます。また、仏典『スッタニパータ』[8]には「ひとが、田畑・宅地・黄金・牛馬・奴婢《ぬひ》・傭人《やといにん》・婦女・親族、その他いろいろの欲望を貪《むさぼ》り求めると、無力のように見えるもの（諸々の煩悩）がかれにうち勝ち、危い災難がかれをふみにじる。それ故に苦しみがかれにつき従う。あたかも壊《やぶ》れた舟に水が浸入するように。それ故に、人は常によく気をつけていて、諸々の欲望を回避せよ。船のたまり水を汲み出すように、それらの欲望を捨て去って、激しい流れを渡り、彼岸《ひがん》に到達せよ」あります。

「子どもがほしい」という「願い」や「希望」の場合は、自然や神仏にその結果を託す面が強いように思われます。しかし、「子どもがほしい」という心を満たそうとして、その結果、正常な夫婦間の営みを越えて第三者や人為的な作為・操作が加わるとするならば、それは欲望に変わってしまうようにも思うのです。教えにもあるように、欲望に伴う行為は、ときに、いのちの自然から逸脱し、逆に苦しみをもたらすことがあり得るのではないかということです。不妊治療や代理出産に対する考え方として、どうしても子どもが授からない場合には、その現実を受け入れ、子どもがほしいという欲望を捨て去るという価値観も選択肢の一つとして挙げておきたいと思います。もちろん、人には人それぞれの価値観や考え方があります。したがって、決して他の選択を否定するものではありません。

引用文献

1)二〇〇六年十月十五日の読売新聞（朝刊）に掲載された記事より引用。

2)二〇〇九年十一月二十四日の読売新聞（朝刊）に掲載された記事より引用。

3)二〇〇八年八月十六日の読売新聞（朝刊）に掲載された記事より引用。

4)中村元『広説佛教語大辞典 上巻』（東京書籍、二〇〇一年、一三七頁）

5)中村元・訳『ブッダの真理のことば 感興のことば』（岩波文庫、一九九一年）

6)同右

7)中村元『広説佛教語大辞典 下巻』（東京書籍、二〇〇一年、一六〇八―一六〇九頁）

8)中村元・訳『ブッダのことば スッタニパータ』（ワイド版岩波文庫、一九九四年、七六九、七七〇、七七一偈）

2 出生前診断の結果、胎児に障害があることがわかった人への対応

1　妊娠中の羊水検査によって、胎児の先天異常がわかり悩む両親の事例

これは病院に勤務するF看護師から提供された事例です。三十九歳で第二子を妊娠したAさんは、年齢的なこともあり、悩んだ末に妊娠十六週の時期に思い切って羊水検査を受けました。検査の結果、胎児に染色体異常があることが判明し、医師からダウン症候群であると告げられました。Aさんは、このような染色体異常のある胎児には、知的発達の遅延がみられること、筋緊張の低下が考えられること、身体各部に奇形や機能障害などの先天的な特徴があり得ることなどの情報をすでに得ていました。病院から帰った夜に、夫に、胎児にダウン症候群があることを告げ、このまま妊娠を継続していくべきか、胎児を諦めるべきかについて話し合ったそうです。しかし、いずれかを選択できるような判断にまでは至らなかったとのことです。このことについてAさんは、友人であるF看護師に相談を持ちかけたそうです。

Aさんの話によれば、夫は、たとえダウン症候群であったとしても、中絶はすべきでなく、それは罪のない生命を奪うことになるから、二人で力を併せて育てたいという考えだそうです。一方、Aさんの方は、子どもの遠い将来のことまで考えると、障害のある子を最後まで看てやれない可能性もあり、妊娠の継続にはためらいがあるようでした。Aさん夫婦は、子どもの将来にとって一番よい方法とは何かと考えることを通じて、あらためて、「選択的中絶」とは誰が、何のために行うものなのかについて考

えさせられたということでしたが、得心のいく答えを見いだすことができないようでした。相談を持ちかけられた友人のF看護師も、どのように対応していいのかわからなかったといいます

◆選択的中絶の背景と実態

自分の子どもが五体満足で、障害をもたずに生まれてきてくれることを願うのは、親の常であり、人として自然な感情ではないかと思います。たいていの親は、そのことを祈るような気持ちで誕生の瞬間を待っているように思います。

ところで、医療技術の急速な進歩が出生前診断を可能にし、疾患胎児を診断することができるようになりました。ひいては、そのことが「選択的中絶」に結びつく事態を生じさせ、Aさんの事例のようにその是非について悩む人たちもいます。ダウン症候群とは、21番染色体が一本消えずに残り、計三本（トリソミー症）持つことによって発症する先天性の疾患群とされ、ダウン症とも呼ばれています。一般的には、八百分の一から千分の一という割合で発症しているといわれ、遺伝子疾患および染色体異常の中では最も頻度が高く、誰にでも一定の確率で起こり得るものです。遺伝子病であるため根本的な治療法や治療薬はありません。

合併症（合併奇形）として先天性心疾患や消化管の奇形などを伴っていたり、他にも白内障などの眼科的疾患、筋肉の緊張低下、知的発達の低下などがみられる場合があります。また、ダウン症は人類の持つ一つの個性であり、疾患ではないとして中絶することは容認するべきでないという議論もあります。わが国においては、「胎児ダウン症候群」と診断された場合、母体保護法の条文にある妊娠中絶の適用として、「妊娠の継続又は分娩が身体的又は経済的理由により母体の健康を著しく害するおそれのあるもの」をもって、精神的問題が著しいとされた場合に、一般に人工妊娠中絶が行われています。

大阪府立母子保健総合医療センターでは、二〇〇六年までの五年間に生まれ、先天性の病気があった赤ちゃんの四六%が、出生前に診断されており、胎内での診断が技術的にほぼ可能と考えられる症例に限ると、七五%に上るとしています[1)]。また、妊娠中の超音波検査をきっかけに、胎児の病気が見つかるケースも増えているようです。つまり、病気を出生前に診断することで、帝王切開の必要性を判断したり、病気によっては胎内での治療もできるようになり、出生前診断が赤ちゃんの救命に役割を果たしているという現実もあります。

◆選択的中絶を左右する人間観、胎児観、倫理観、価値観

人工妊娠中絶が行われる場合、その理由としては、母体の生命の危機、胎児の障害、強姦による妊娠、経済的理由、計画外妊娠などが考えられます。そうした中で、「選択的中絶」は、生む側の考えに基づいて行われるものといってもいいでしょう。たとえ生まれてくる胎児の立場に立って考え、判断し，実施したとしても、それは胎児自身の意思ではないからです。つまり、選択的中絶を論じる場合、「生命は誰のものか」という視点を忘れてはいけないように思います。

また、選択的中絶には、人間はいつから人間になるのかという考え方がかかわっています。「人間の生命は卵子と精子の受精の瞬間から始まる」と考える人と、「母体から分離して誕生したときから始まる」と考える人とでは、胎児観が異なります。つまり、生命のとらえ方が、「出生前診断→選択的中絶」に対する判断・決意・行動を左右するように思われます。日本の民法では、生まれた時から人としての権利が与えられることになっていますが、現代日本人の生命の始まりのとらえ方は、実にさまざまであるようにも思います。因みにバチカンは、受精がヒトの始まりであることを承認し、受精時からヒト胚の尊厳と人権を護る立場をとっています。

さらに、選択的中絶には、親や医療者側の倫理観、価値観が問われることがあります。いわゆる生命倫理的規範や宗教的信念などの価値観をも含めた胎児に対する見方、考え方、処し方が問われるということです。現に、出生前診断が妊婦や産婦人科医にもたらす問題の一つとして、「出生前診断における医療情報を開示すべきという価値規範と、安易に知らせることによって選択的中絶を助長すべきではないという価値規範の衝突、簡単にいえば、患者の「知る権利」と胎児の「生命の尊厳」のせめぎ合いがあるようです[2]。

2 選択的中絶を悩む人への仏教看護の基本姿勢とかかわり

(1) 仏教の教えにみる生命観を基とした仏教看護の基本姿勢

◇かけがえのない「生」の始まりとしての誕生

選択的中絶を悩む人へのかかわりを考えるうえで、そのことに関連するのではないかと思われる仏教の教えを拾ってみたいと思います。仏典『ダンマパダ[3]』、『スッタニパータ[4]』に次のような教えがあります。

「人間の身を受けることは難しい。死すべき人々に寿命があるのも難しい。正しい教えを聞くのも難しい。もろもろのみ仏の出現したもうことも難しい」

(『ダンマパダ』一八二偈)

「この世における人々の命は、定まった相《すがた》なく、どれだけ生きられるか解《わか》らない。惨《いた》ましく、短くて、苦悩をともなっている」

(『スッタニパータ』五七四偈)

「生まれたものどもは、死を遁《のが》れる道がない。老《お》いに達しては、死ぬ。実に生あるものどもの定《さだ》めは、このとおりである」

（同右、五七五偈）

「他の識者の非難を受けるような下劣な行いを、決してしてはならない。一切の生きとし生けるものは幸福であれ、安穏《あんのん》であれ、安楽であれ」

（同右、一四五偈）

「いかなる生物生類《いきものしょうるい》であっても、怯《おび》えているものでも強剛《きょうごう》なものでも、悉《ことごと》く、長いものでも、大きなものでも、中くらいなものでも、短いものでも、微細なものでも、粗大《そだい》なものでも、目に見えるものでも、見えないものでも、遠くに住むものでも、近くに住むものでも、すでに生まれたものでも、これから生まれようと欲するものでも、一切の生きとし生けるものは、幸せであれ」

（同右、一四六、一四七偈）

「あたかも、母が己《おの》が独《ひと》り子《ご》を命を賭《か》けても護《まも》るように、そのように一切の生きとし生けるものどもに対しても、無量の（慈《いつく》しみの）こころを起すべし。また全世界に対して無量の慈しみの意《こころ》を起すべし。上に、下に、また横に、障害なく怨みなく敵意なき（慈しみを行うべし）」

（同右、一四九、一五〇偈）

教えには、この世に人間の身を受け、生命があるということ自体大変難しいことなのだとあります。そして、この世における人の生命には苦悩が伴っているにもかかわらず、生を受けることは有難いことなのだというのです。一見、矛盾しているようにも感じられます。どれほど科学や医学が発達しても、人間にはさまざまな喜怒哀楽がつきまとい、病いを得、いつかは老いて死んでいかねばなりません。ダウン症も遺伝子病であるため、根本的な治療法や治療薬はありません。それでもなお、この人間世界に生を受けることは有難いということは、教えをそのまま受けとめるとするならば、おそらくそのことに大きな意味と目的があるからなのでしょう。逆にいえば、その意味と目的を見いだすために、大いなる善によって、私たちはこの世に生を受けるのかもしれません。人としてこの世に生を受けるということを肯定せずして、出生後の人生や生き方を考えることはできないようにも思います。

また、ブッダの慈悲の教えを通じて、私たちの心のもち方次第では、苦しみや悲しみを乗り越えられるということです。わがものという観念を捨て、自分だけの小さな考えにとらわれない他者に対する温かい思いやりをもつことによって、どのような条件を抱えた生命であっても相対的な愛を超えた愛情を注ぐことができるととらえてもいいではないでしょうか。教えでは、その慈しみは人間だけでなく、あらゆる生類にも及ぶ徹底した精神のようです。その生命がどのような条件、状況のもとにあって誕生しようとしていても、それは祝福されたものとして受けとめたいと思います。わたくしは誰よりもかけがえのない生を得て、ここに生まれてきたということは、これから生まれてくるであろう子どもたち（胎児にも）にもいえることではないかと思います。

◆受胎の瞬間から始まっている人間の「生」

仏教では、人間として生まれること、すなわち「出生」ということの意味を何よりも重視していたことがわかります。また仏典では、人の出生が父母の和合などのさまざまな因縁によることが述べられていますが、人間としての「生」は出生からではなく、受胎の直後から始まることも説き示されています。アビダルマ仏教においては、人間の一生を胎内の五位と胎外の五位というように十位に分けてとらえています。胎内の五位では1、カララ（kalala・受胎の直後で膜状の状態）、2、アルブダ（arbuda・泡のかたまりのようになった状態）、3、ペーシー（peśī・やわらかい肉塊の状態）、4、グハナ（ghana・堅い肉状になった状態 ）、5、プラシャーカー（praśākhā・次第に器官、身体の末端が形成されていく状態）に分けてとらえています。人間としての一生の始まりが受胎直後からとらえられていることは興味深いことです。この生命観からみれば、胎内で育まれている生命を中絶することは、人を殺すことにも重なります。

仏典『ウダーナヴァルガ』[5)]、『ダンマパダ』、『スッタニパータ』に次のような教えがあります。

「どの方向に心でさがし求めてみても、自分よりもさらに愛《いと》しいものをどこにも見出さなかった。そのように、他人にとってもそれぞれの自己がいとしいのである。それ故に、自分のために他人を害してはならない」
（『ウダーナヴァルガ』第五章 一八偈）

「すべての者は暴力におびえ、すべての者は死をおそれる。己《おの》が身をひきくらべて、殺してはならぬ。殺さしめてはならぬ」
（『ダンマパダ』一二九偈）

「すべての者は暴力におびえる。すべての（生きもの）にとって生命は愛《いと》しい。己《おの》が身にひきくらべて、殺してはならぬ。殺さしめてはならぬ」
（同右、一三〇偈）

「『かれらもわたくしと同様であり、わたくしもかれらと同様である』と思って、わが身に引きくらべて、（生きものを）殺してはならぬ。また他人をして殺させてはならぬ」
（『スッタニパータ』七〇五偈）

慈悲の実践にも関係しますが、生きとし生けるものに傷害を与えないということはとても大切な慈しみの理想でした。特にブッダは人を殺してはいけないことを強調されました。教えには、誰もが自分よりもいとしいものはなく、同様に、他の人もそれぞれ自分がいとしいのだから、自分をいとしく思うものは他を害してはならないとあります。また、人は他人を殺してはならないし、殺させてもならないと説かれています。

選択的中絶は、ある意味では胎児に対する暴力であるのかもしれません。すでにこの世に誕生している生命も、母の胎内に宿る生命も等しくいとしいものであるとするならば、胎内の生命を中絶してはいけないと考えることができます。また、他人をして殺させてはならぬということは、医師が処置として中絶することも同様のことがいえるのかもしれません。自己を最もいとしいと思う人は、わが身に引きくらべて胎児の生命をいとしく思い、護るという対応をするのではないでしょうか。

◆わがものという思いを捨てた生命観

仏典『スッタニパータ』、『ダンマパダ』に次のような教えがあります。

「人々は『わがものである』と執着《しゅうじゃく》した物のために悲しむ。（自己の）所有しているものは常住ではないからである。この世のものはただ変滅するものである、と見て、在家《ざいけ》にとどまっていてはならない」

（『スッタニパータ』八〇五偈）

「人が『これはわがものである』と考える物、——それは（その人の）死によって失われる。われに従う人は、賢明にこの理《ことわり》を知って、わがものという観念に屈してはならない」

（『スッタニパータ』八〇六偈）

「『わたしには子がある。わたしには財がある』と思って愚かな者は悩む。しかしすでに自己が自分のものではない。ましてどうして子が自分のものであろうか。どうして財が自分のものであろうか」

（『ダンマパダ』六二偈）

仏教では我執を捨てることの大切さが説かれています。無我の教えでは「わたくしのもの」とか「わたくしの所有である」という考え方を捨てなさいとあります。子どももその対象になるのだと思います。子どもは自分のものだと思っていても、いつまでも自分のものでいることはありません。また、自分のことですら自分の思いどおりにならないのに、子どもを思いどおりにしたり、頼りにすることはできないようです。わがものという感覚から、憂いや悲しみが生じるのだとしたら、わがものという我執を捨てることにより、逆に障害があるということにとらわれなくなり、その現実から向かうべき道を見いだすことができるのかもしれません。

(2) 選択的中絶を望む人への仏教看護のかかわり

まずは、縁りて生じている生命の誕生を大切にできるかかわりをめざしたいと思います。仏教看護の基本姿勢からみれば、その生命がどのような条件、状況のもとにあって誕生しようとしていても、それは祝福されたものとして受けとめたいと思いますが、看護者がその是非を論じ、それを患者やその家族に求め、強いることはできません。人には人それぞれの生命観、人生観、価値観があるからです。しかし、仏教看護にかかわるものとしては、「わたしは誰よりもかけがえのない生を得て、ここに生まれてきた、きている」という生命に対する実感があることが大切ではないかと思います。

Aさんは出世前診断を受け、診断の結果として胎児に染色体異常があることを告げられました。出生前診断を受けるということは、胎児が何らかの病気をもっているかいないかを知ることであり、その後の子どもとの望ましいかかわりを考えるうえで必要なことだったのかもしれません。しかし、その結果は、Aさんに選択的中絶を選ぶか、胎児が担っている現実を受け入れて妊娠を継続するかどうかの決断を迫る事態をもたらしました。あらためて、「選択的中絶」とは誰が、何のために行うものなのかについて考えさせられたということですが、得心のいく答えを見いだすことができていません。

子どもの将来を心配して、妊娠の継続をためらうAさんのお気持ちもよくわかります。子どもの遠い将来のことまで考えると、障害のある子を最後まで看てやれない可能性もあり、妊娠の継続にはためらいがあるということですが、子どもは「わたくしのもの」「わたくしの所有である」という考え方を離れ、物事を判断してほしいということをAさんに強要することはとても難しいことです。しかし、話し合う機会があり、いろんな問題を投げかけられ、意見を求められた時には、このようなことを話題にしてもいいのではないかと思います。

人はだれもが相互に依存・関係しあう性質を有しており、支えあって初めて存在しています。たとえば、実際にダウン症の子どもさんを抱えている方たちのお話を聞いたり、いろんな心配事を投げかけてみることを勧めてみてもいいのではないでしょうか。心配事がそうでなくなる可能性もあります。いろんな情報を得たうえで、Aさんとご主人がよく話し合い、考えたうえで納得して、いずれかの選択をできるようにかかわることが大事ではないかと思います。

また、Aさんの場合、ご夫婦間に選択的中絶に対する考え方の相違がみられる点へのかかわりが必要だと思われます。見解の相違があるまま、いずれかを選択した場合には、それが因や縁となってその後の夫婦関係や親子関係に微妙な影を落とすことになります。必要であればカウンセラーや宗教家に協力を求め、最終的には夫婦共に納得し、いずれかを選択できるようにかかわることが大切です。

具体的には、選択的中絶に対して夫婦間にどのような見解の相違があるのか、それらがどのような理由に基づいているのか、今後、それぞれの考え方に基づいて選択をした場合にはどのような問題、困難、不安などが生じる可能性があるのかなどを判断し、視野に入れて解決策を話し合うことが大切でしょう。当然、ご夫婦間でもこのことを話し合っていただく必要があります。もちろん、どのような判断を下したとしても、このご夫婦には後悔、罪悪感、悲しみなどが伴うことがあるでしょうし、その後の夫婦関係や親子関係にも微妙な影を落とすことがあるかもしれません。
また、さまざまな職種の協力や介入があり、夫婦間で十分な話し合いの場をもったとしても、妻（母体）の精神状態が不安定で、改善されないような状況が続き、人工妊娠中絶を望まれる場合にはそれも止むを得ないものと思われます。実際に胎児を宿している母親の精神的な問題は、母体のみならず胎児にも影響すると考えるからです。そのような結果に至った場合には、夫に対するカウンセリングが必要になるかもしれません。

ご夫婦から看護者に対して「あなたは、選択的中絶に対してどう考えますか」というようなことを訊ねられることがあるかもしれません。仏教看護的視点を大切にした対応をするとするならば、人間の生命の始期については受精の瞬間から始まっているという、仏教の一つの考え方を提示してもいいのではないでしょうか。また、胎児の立場からみた場合、胎児自らが、縁あって自分に最適な両親と環境を選んで生まれてこようとしているのだとするならば、ダウン症であることも一つの縁であり、胎児にとっては自らの人生計画の中に入っているのではないかという価値観、見方も選択肢の一つとして話してもいいのではないかと思います。

もちろん、このような価値観を相手に押し付けるようなことがあってはいけませんが、ご夫婦から意見を求められた場合には、仏教看護を実践する看護者として、仏教的視点に立った考えを述べることは大切な態度ではないかと思います。

引用文献
1）http://kk.kyodo.co.jp/iryo/news/080129ninshin.html 最新医療情報、二〇〇八年五月二日アクセス
2）小原克博「生命倫理に対し宗教は何ができるか」（『大法輪』第七四巻、第十二号、一四一頁）

3)中村元・訳『ブッダの真理のことば 感興のことば』(岩波文庫、一九九一年)
4)中村元・訳『ブッダのことば スッタニパータ』(ワイド版岩波文庫、一九九四年)
5)中村元・訳『ブッダの真理のことば 感興のことば』(岩波文庫、一九九一年)

第6章
人間の「老い」と仏教看護の実際

ここでは、人間のいのちの「生老病死」における「老い」に焦点を当て、仏教看護の基本姿勢とその実際について考えます。ところで、日本の高齢化率（六五歳以上の人口に占める比率）は世界に例をみない速度で進んでおり、二〇〇九年には二二・八パーセントとなっており、長期推移の将来推計では、二〇二五年には三〇パーセント、二〇四〇年には三六・五パーセントと推計されています。また、長寿国日本の平均寿命は世界でもトップの座にあり、男性は七九・二九歳、女性は八六・〇五歳（平成二〇年度）となっています。さらに、年間の死亡者総数の八三パーセント以上が六十五歳以上の老年者です。

このような状況からみても、看護や介護の対象としての老年者の占める割合はますます増大し、看護関係者は老年者の看護やターミナルケアを避けて通ることはできないものと思われます。また、新たな高齢者医療制度の創設に伴い、七十五歳以上を後期高齢者、六十五歳から七十四歳を前期高齢者と呼んでいます。もちろん、何歳になれば老年者や老人になるといった定義はありませんが、一応、本章では六十五歳以上の方たちの事例を中心に取り上げたいと思います。

1 健康や若さに過剰な関心を払う老年者への対応

1 夫を亡くしてから健康に過剰な関心を払うようになった女性の事例

Kさんは七十四歳の女性です。三年前に、長年連れ添った夫を肺がんで看取り、以来、一人暮らしをしています。夫の肺がんは痛みのコントロールが難しく、最後はセデーションをかけたということです。長男夫妻は他県で暮らし、長女のA子さんは、Kさんの家から車で二〇分ほどの距離にある町に嫁いでいます。A子さんは二週間に一度は実家を訪れるようにしていますが、Kさんが一人暮らしをするようになってから、以前とは異なり、健康に対して過剰に関心を払うようになったことが気がかりだったようです。実家に帰るたび、サプリメントの種類や健康器具が増えていることに気づいていました。

A子さんの話によると、一緒に食事をするときにも、「〇〇は健康によいが、〇〇は健康に悪い」、「〇〇には発ガン物質が含まれている」などの会話が多くなったそうです。健康や病気をテーマにしたテレビ番組は必ずチェックをして観ているようで、放送された内容はすぐに日常生活に取り入れているようであるとのことでした。A子さんは、Kさんが健康や病気にこだわりすぎて、逆に栄養のバランスがとれていない食事をしていたり、無理な運動を取り入れているように感じられて気になっていたようです。

Kさんは、雨の日を除いて、ほとんど毎日朝夕の散歩を欠かしません。ある日、A子さんが実家に戻ると散歩から帰ったばかりのKさんが玄関に座りこんでいました。事情を聞くと散歩の途中で足の指が痛くなり、やっとの思いで家に帰ってきたこと、指の周囲が少し腫れてきたように思うと話しました。A子さんは、Kさんを車に乗せて近くの総合病院の整形外科を受診させました。問診と足の診察の結果、左足の第2中足骨の疲労骨折だと診断され、ギプスによる固定の必要はないけれども、骨折が治癒するまでには短くて三週間、長くて十二週間位はかかること、老年者の場合はさらに長くかかる場合もあるといわれました。治療のため、疲労骨折が治るまでの間は散歩はやめること、患側の足に体重をかけるようなことはしないこと、また、サポートシューズの使用などについても指導を受けました。

Kさんが受診した病院には、A子さんの高校時代の同級生Oさんが外科病棟の看護師長として勤めています。Oさんは A さんから連絡を受け、母親が受診した経緯を告げられ、今後の療養やかかわり方について相談に乗ってほしいともちかけられました。当面は、A子さんがKさんの面倒をみるということですが、Oさんは看護者として、今後のKさんへのかかわり方についてのアドバイスを求められています。

◆健康や若さに対する日本人の意識

読売新聞社が実施した「団塊の世代」全国アンケートで、退職・引退後の生活で不安に感じていることを聞いたところ、「受け取れる年金額」（七五％）に次いで、「自分や配偶者の健康」（七三％）が二位でした。専業主婦の場合は、「健康」と答えた人が八二％です[1]。健康や若さに関する他の調査結果をみても、同様に「健康を維持したい」「病気を予防したい」「若さを維持したい」と考えている日本人が、多いように見受けられます。

テレビの番組で「○○食品は血液をサラサラにする」、「○○野菜は血糖値を下げる効果がある」などと報じられると、スーパーマーケット等の店頭からその製品や食材が無くなることがよくあります。そのことからも、現代日本人のさまざまな年齢層の健康崇拝というか、健康への高い関心が読み取れます。また、健康や若さを求める人たちは、サプリメント、運動、ダイエット、食生活、スキンケアやヘアケア、エステ、スポーツ等への関心も高く、それらにお金をかけている人もいるようです。

◆健康や若さを維持することは目的なのか、手段なのか

人が健康でありたいと願うことはとても自然な感情です。人生を有益に、幸せを求め、よりよく生きるためにも「健康」であることは大切なことに違いありません。しかし、健康に対する過剰なこだわりが、苦しみを生むこともあります。たとえば、健康や病気のことを意識しすぎたり、過度な行動に出た

りする場合です。これは健康によいとか悪いとか極端な考え方をしたり、つねにその考えが頭から離れなかったり、それを行動に移して逆に病気や事故を招いたり、苦しみを大きくするような場合です。健康でありながら、健康であることに振り回され心が安らかでないとしたならば、健康が人の幸せにはなっていないということにもなります。

自身の内に、もしも健康崇拝や過剰な健康へのこだわりが認められたならば、その背景に何があるのかを自問してみることも大切ではないかと思います。なぜ長生きしたいのか、なぜ健康でありたいのか、ということです。そんなことは自問するまでもなく当たり前のことだと言う人もいるかもしれません。しかし、健康や病いの向こうにある「死」、死に至るまでの「生命」の意味について考えてみるならば、健康を維持することの意味合いが少し変わってくるのではないかと思います。

健康とは少し概念や価値観が異なる面があるかもしれませんが、若さにこだわる老年者もおられるかもしれません。たとえば、外見的な若さを維持するために、美容整形外科的な処置を受ける方もおられることでしょう。その結果が希望どおりのものであればいいのですが、場合によっては、思いどおりにならず精神的ダメージを受けたり、健康面に影響したり、あるいは高額な費用に戸惑う人もいるかもしれません。若さに対する個々人の価値観に対して第三者が云々することは問題があるかもしれませんが、若さを維持する過程において身体的、精神的、社会的に問題を抱えている人がいるならば、そのような方へのかかわりが看護者には求められることになります。ここでは、仏教の教えにみられる健康、若さ、老いに対する考え方を振り返り、仏教看護の視点に立って健康に過剰な関心を払うKさんとその家族へのかかわりについて考えてみたいと思います。

2　若さと健康に過剰な関心を払う老年者に対する仏教看護の基本姿勢とかかわり

（1）仏教の教えにみる「老い」を基本とした仏教看護の基本姿勢

仏典『ウダーナヴァルガ[2]』、『ダンマパダ[3]』、『スッタニパータ[4]』の中から「老い」の概念を考えるうえで参考になるのではないかと思われる教えを少し拾ってみました。

◇仏教の教えにみる「老い」

「牛飼いが棒をもって牛どもを駆り立てて牧場に到着させるように、老いと死とは諸々の病いをもって人々の寿命を終らせる。昼夜は過ぎ行き、生命はそこなわれ、人間の寿命は尽きる。――小川の水のように」

（『ウダーナヴァルガ』第一章　一七、一八偈）

「すでに（人生の）旅路を終え、憂いをはなれ、あらゆることがらにくつろいで、あらゆる束縛の絆《きずな》をのがれた人には、悩みは存在しない」

（『ダンマパダ』、九〇偈）

「見よ、粉飾された形体を！（それは）傷だらけの身体であって、いろいろのものが集まっただけである。病いに悩み、意欲ばかり多くて、堅固でなく、安住していない。この容色は衰えはてた。病いの巣であり、脆くも滅びる。腐敗のかたまりで、やぶれてしまう。生命は死に帰着する」

（同右、一四七、一四八偈）

「生まれたものどもは、死を遁《のが》れる道がない。老《お》いに達しては、死ぬ。実に生あるものどもの定《さだ》めは、このとおりである」

（『スッタニパータ』五七五偈）

「ああ短いかな、人の生命よ。百歳に達せずして死す。たといそれよりも長く生きたとしても、また老衰のために死ぬ。人々は『わがものである』と執着《しゅうじゃく》した物のために悲しむ。（自己の）所有しているものは常住ではないからである。この世のものはただ変滅するものである、と見て、在家《ざいけ》にとどまっていてはならない」

（同右、八〇四、八〇五偈）

これらの教えにもあるように、人間がこの世に生を受けた以上、誰もが「老化」や「老い」という現象を避けて通ることはできません。老いもまた、死と同じように人の一生の一過程であると考えることができます。世の中には、無病息災で人生を送る人もいるかもしれませんが、老化現象だけは避けて通ることができないようです。人間にとって老いるという現象は、自然な生命の営みの過程であり、すべての人間に共通する変化です。そのような意味でも、「生老病死」の四苦の表現では、その順序において「病」の前に「老い」がきているようにも思われます。

しかし、老いが人体の自然な現象であったとしても、その変化を少しでも先に延ばしたいと思うことは人の世の常であるように思います。なぜならば、老いは青年期や壮年期とは異なるさまざまな特徴、変化・変調をもたらすからです。容色は衰えはて、病いの巣となるその現実を受け入れることは辛いことかもしれませんが、その変化は、誰にでも訪れる自然な過程であるということをケアされる側もする側も受けとめることが大事ではないかと思います。人間は老化という現象を通じて少しずつ死になじみながら、死に対する親和性を高めていく存在なのかもしれません。死を遁れられない人間にとって、ある意味で、老いという現象は神仏のはからいのようにも感じられます。

人間にとって老いや老いに伴う苦しみ（世の中にはそれらを苦しみと受けとめない人もいるかもしれませんが）を避けて通れないものであるとするならば、各人が真正面からその事実・真実に向き合い、肯定し、受け入れようとする姿勢が大事ではないかと思います。教えには素敵なことも記されています。人は老いても、正しい智慧によって心静かに老いの現実を受け入れ、しかもあらゆる束縛の絆からも逃れられ、悩みが存在しなくなるというのです。現実には難しい面もあるのでしょうが、人は、老いやそれに伴う苦しみの中にあっても、それらの苦しみを客観視、達観視できる可能性をもった存在であることに希望をもつことができます。

ブッダは「死ぬよりも前に、妄執を離れ、過去にこだわることなく、現在においてもくよくよと思いめぐらすことがないならば、かれは（未来に関しても）特に思いわずらうことがない[5]」といわれました。日々推移してゆく時間の流れの中において、健康や若さに妄執することから少しずつ解放されていくならば、老年期においてもそれらに思い煩うことなく過ごせるように思います。同時に、自身におとずれる老化に伴う変化や衰えを自然な現象として受け入れつつ、最後まで成熟をめざすことができるのではないでしょうか。

(2) 仏典の教えにみる「健康」や「若さ」を基とした仏教看護の基本姿勢

仏典には「健康」や「若さ」に関する教えが少ないようにも感じられますが、『和英対照仏教聖典[6]』、『ウダーナヴァルガ』から、いくつか拾ってみました。

「宮廷の栄華も、すこやかなこの肉体も、人から喜ばれるこの若さも、結局このわたしにとって何であるのか。人は病む、いつかは老いる。死を免れることはできない。若さも、健康も、生きていることも、どんな意味があるというのか。人間が生きていることは、結局何かを求めていることにほかならない。しかし、この求めることについては、誤ったものを求めることと、正しいものを求めることの二つがある。誤ったものを求めることというのは、自分が老いと病と死とを免れることを得ない者でありながら、老いず病まず死なないことを求めていることである。正しいものを求めることというのは、この誤りをさとって、老いと病と死とを超えた、人間の苦悩のすべてを離れた境地を求めることである。今のわたしは、この誤ったものを求めている者にすぎない」

（『和英対照仏教聖典』九頁）

「しかし、この苦行も太子の求めるものを与えなかった。そこで太子は、六年の長きにわたってこの苦行を未練なく投げ捨てた。ナイランジャナー河に沐浴《もくよく》して身の汚れを洗い流し、スジャーターという娘の手から乳糜《ちちがゆ》を受けて健康を回復した」

（同右、一三頁）

「身を健やかにし、一家を栄えさせ、人びとを安らかにするには、まず、心をととのえなければならない」

（同右、二三九頁）

「過ぎ去った日のことは悔いず、まだこない未来にはあこがれず、とりこし苦労をせず、現在を大切にふみしめてゆけば、身も心も健やかになる」

（同右、三七九頁）

「病のないのは第一の利、足るを知るのは第一の冨、信頼あるのは第一の親しみ、さとりは第一の楽しみである」

（同右、三七三頁）

「善からぬこと、己れのためにならぬことはなし易い。ためになることで、しかも健全なことは、実に極めてなし難い」

（『ウダーナヴァルガ』第二八章　一六偈）

ブッダ（苦行をしておられたときは、ゴータマ・シッダッタと表現するほうがいいのかもしれませんが）は出家をして、激しい苦行をされました。仏典を通じて、それは本当に厳しいものであったことをうかがい知ることができます。長い苦行生活でしたから、その肉体は痩せて、骨と皮と筋だけになり、皮膚の垢も木の皮のようになったと記されています。しかし、その苦行によっても悟りを得ることはできませんでした。そこで悟りに至るための道を模索し、苦行主義や快楽主義のいずれにも片寄らない不苦不楽の中道の生き方を見いだされるのです。

そして、ブッダは沐浴して身の汚れを洗い落とし、スジャーターという娘から牛乳で炊いた粥をもらって食し、みるみる元気になられました。健康においても、相互に矛盾対立する極端な立場から離れた受けとめ方が大切なようです。つまり、健康や病いにこだわりすぎたり、意識しすぎたり、過度な行動に出たりすることはよくないということです。

また、健康は人間にとって大切なものであることはわかりますが、健康そのものが人生の目的となるものではないということです。仏教の教えからみれば、人生の目標は、さまざまな煩悩から解放されて自由な心境を得ることにあります。仏典には「まず最初に、人はこの世の生と死の根本的な性質に心を留めなければならない[7]」とありますが、生死に伴う「苦」を見据えたうえで健康をとらえることも大事なことです。

健康を維持するうえで、心の状態を整えることの重要性も説かれています。心のコントロールの仕方によって、人は自ら健康にも不健康にもなり得ます。また、健康を維持するうえでよいことは案外実行しにくく、よくないことだとわかっていながら、それをしてしまうことも多いようです。さらに、現在ただ今の在りようが、健康の維持・増進を左右することがわかります。過去のことを気にしすぎたり、先のことを考えすぎて、取り越し苦労をしないようにしつつ現在の日常生活を調えていけば、心身ともに健やかな状態を維持できるようです。若さも健康と同様に考えてもいいのではないでしょうか。

（3）若さと健康に過剰な関心を払う老年者に対する仏教看護の実際

◆健康に対する過剰な関心の原因を明らかにできるようにかかわる

人には人それぞれの健康観とそれに基づく行動があるように思いますが、七十四歳のKさんの場合、その健康への関心と取り組みが、肺がんの夫を看取ってから急に過剰になってきているという点を問題視し、かかわることが必要ではないかと思います。

Kさんの健康に対する強い関心は、自身の死に対する不安の表れであるようにも考えられます。夫の肺がんは痛みのコントロールが難しく、最後はセデーションをかけたということです。痛みには個人差がありますが、肺がん患者の中には、モルヒネなどのオピオイドに反応しにくい神経因性疼痛を訴える人もいます。そのような場合には、ご本人もさることながら、看病する家族にも精神的苦痛をもたらすことがあるでしょう。

痛みのある夫を看病し、看取った体験はKさんの不安、悲しみなどの感情に大きくかかわっているように思われます。がんという病いの一側面を間近に見て、がんに罹患することの恐怖心が植えつけられたのかもしれません。それらが原因となって、健康への過剰なこだわりを生じさせ、さらにそのことが不健康をもたらしているとするならば、何らかのかかわりが必要となります。いずれにしても、まずはその原因を明らかにすることが求められます。

そのためには、娘のA子さんに、Kさんが夫を看病していたとき、看取った後の彼女の感情や様子を聞いてみることも必要でしょう。もしも、看取りや喪失体験による悲しみ、不安、恐れなどの感情が語られないまま現在に至っているようであれば、それがKさんの健康への過剰な関心の原因の一つであると考えられます。

そのような場合は、夫を亡くしたKさんの喪失体験に伴うグリーフ・ケアが必要になってきます。骨折をしているKさんの面倒は、当面はA子さんが看るということですから、A子さんにグリーフ・ケアやその必要性について説明し、協力してもらうことが必要でしょう。Kさんの世話をしながら、二人で亡くなった夫、父親についての思い出や看病していた頃のことを話し合う機会を増やしていくのがいいのではないかと思います。また、Kさんにとっては、看取りにおける心残りや後悔などの感情があるかもしれません。夫への言い残し、し残しなど、さまざまな感情を言葉にできる環境を提供することが必要だと思われます。

◇骨折体験を通じて健康観を省みる機会がもてるようにかかわる

Kさんは入院をしていないので、看護者が直接的にかかわることはできませんが、できることも視野に入れながら考えてみたいと思います。Kさんの場合は、日常生活における健康への取り組み方が、少し年齢に相応しくないように思われます。健康を維持するためにということで、毎日、朝夕欠かさずに行っていた散歩が、逆に疲労骨折という結果を招きました。Kさんには、このことを通じて、中道からはずれた生活や健康習慣が逆に健康障害や病いをもたらすことがあることに気づいてもらうことが必要だと思います。「運動は健康によい」という考え方にとらわれすぎると、健康とは逆の疲労骨折という結果を招くこともあるということに併せて、食生活、サプリルメントの摂り方、健康器具の導入などについても見直してもらうことが求められます。

Kさんがこのような極端な健康へのこだわりから解放され、矛盾対立する二つの立場から離れた健康観を見直し、七十四歳のKさんに相応しい健康観を身につけてもらえるようかかわることが求められます。娘のAさんにもこのことを理解してもらい、一度KさんとA子さんがきちんと話し合ってみるのもいいのではないかと思います。また看護師のOさんに協力してもらい、健康に関するさまざまな例なども取り上げながら、Kさんに中道の健康観の意味について考えてもらうのもいいのではないでしょうか。

◇「老病死」を視野に入れた健康観を育んでもらうことをめざす

仏教看護の基本姿勢には、健康は人間にとって大切なものであるけれども、健康そのものが人生の目的となるものではないということがあります。Kさんにも、ご自身の老病死を見据え、そのうえで老年期をより豊かに、健康に生活することの意味やあり方について考えてもらえるようなかかわりが必要ではないかと思います。仏教の教えからみれば、人生の目標は、さまざまな煩悩から解放されて自由な心境を得ることにあります。教えにもあったように、老病死をきちんと見据えた中から健康をとらえてもらうことは大切です。

Kさんの健康への過剰な関心も、その背後には、老いてゆくことの不安、病いを得ることの不安、夫のように痛みに苦しみながら死んでいくことの恐怖心などがあり、それらが転じて健康への強い関心として現れているのではないかと思われます。この世に生を受けた以上は、誰しも老病死の過程を免れることはできません。もしも、Kさんが自身の生き死にの問題に対して真正面から対峙し、考える機会をあまりもってこられなかったとするならば、今回のけがを機縁として、自身の生死観にその体験を重ねてもらえるような配慮も大切です。そのことによって、Kさんの新たな健康観がよりよい生き方、よりよい死の迎え方に望ましい影響を与えるものと考えます。

しかし実際には、Kさんの生死観や人生観、価値観に関するような事がらについて、第三者が意図的、直接的にかかわっていくことは思ったより難しいことです。かかわる側の生死観やかかわり方も問われるでしょうが、何よりもKさん自身にそのような事がらに対する関心やニーズがあるかどうかということです。タイミングも大事だと思います。入院をしていないKさんに対しては、娘のAさん、Aさんの友だちであるOさんを通じて、Kさんへのかかわりが可能になるかと思われます。

たとえば、OさんがAさんの実家の菩提寺のことについて尋ね、法事のときなどに、Aさんを通じてご住職に生き死にをめぐる事がらに向き合えるような法話をお願いすることもいいかもしれません。また、A子さんがKさんを誘って市民講座などで開講している死の準備講座、生き方や健康に関する講座などに参加してみるのもいいのではないでしょうか。Kさんの性格傾向にもよりますが、いろんな健康観、人生観、生死観をもつ人たちと語り合う機会をもつことにより、自身の老病死や健康について振り返ってみることもできるでしょう。やはり、娘のA子さんは、Kさんのキーパーソンになり得る可能生をもっていますので、Oさんを通じていろいろな情報をやり取りし、協力を求めることが大事ではないかと思います。

仏教看護をめざす看護者として、Kさんのような事例に対処する機会がある場合には、折にふれて、老病死の過程は人の生命の自然な過程であり、年齢に応じた健康的な病み方、老い方、死に方があることを理解してもらえるようにかかわってほしいと思います。

引用文献

1)二〇〇六年十一月十七日の読売新聞（朝刊）に掲載された記事より引用

2)中村元・訳『ブッダの真理のことば 感興のことば』（岩波文庫、一九九一年）

3)同右

4)中村元・訳『ブッダのことば スッタニパータ』（ワイド版岩波文庫、一九九四年）

5)同右、八四九偈

6)『和英対照仏教聖典』（仏教伝道協会、二〇〇〇年）

7)同右、三〇三頁

2 死を望む老年患者への対応

1 〝もう終りにしたい、楽にしてほしい〟と言う老年患者の事例

Fさんは七十歳の女性患者です。四年前に乳がんのために左乳房定型切除術を受け、化学療法を行っていましたが、現在、全身倦怠感および骨転移による痛みがあり入院しています。MRIの結果、腰椎への転移が二か所に認められ下半身麻痺の可能性を指摘されています。また腰椎には圧迫骨折が生じており、日常生活は痛みのために制限され、歩くのは困難な状態にあります。痛みは体位を変えたり、動かしたり、力むことによっても強まります。Fさんの場合は、その痛みが複数の原因が重なっている可能性が高く、モルヒネだけでなく複数の薬剤を併用しています。それでも疼痛コントロールが思うようにいかない場合もあり、気分の落ち込みが激しく、「もう終りにしたい、楽にしてほしい」といった訴えがみられるようになりました。

家族背景は、夫と長男夫婦と孫の五人暮らしです。孫は高校生（女子）です。入院しているFさんには長男の妻（四十二歳）が付き添うことが多く、身の回りの世話をしています。夫（七十八歳）、長男（四十五歳）、孫も日曜日には交互に病院へ面会に来ています。

Fさんに対しては、抗不安薬も使われましたがあまり効果は得られませんでした。痛みの程度に応じて、次第に「もう終りにしたい。耐える気力がなくなってしまった」「早く逝かせてほしい、辛くって」といった訴えが多くなり、気分の落ち込みも激しくなりました。特に夫が面会に来るときにこのよ

うな訴えが多くあり、あるとき、病室に来ていた夫が「どうして早く逝きたいの？」と訊ねると、「もうこんな状態で生きていても仕方がない。ひとりで身動きもとれないし、周囲の人に迷惑をかけるだけ。体もしんどいし、これ以上人の世話になりながら生きているのは辛いの、だからもう終りにしたい、楽にしてほしいの」と答えました。夫は、そう訴える妻の手を握ることが精一杯で、その後の会話を続けることができなかったそうです。夫はこのときの会話や状況を、後で受け持ち看護師に伝えています。

◇人が死を望むということ（安楽死・尊厳死・希死念慮）

「もう終わりにしたい」「楽にしてほしい」「早く逝かせてほしい」などの言葉は、安楽死や尊厳死への希望と受けとめることもできます。「安楽死」の英語 euthanasia には、本来、安らかで尊厳に満ちたよき死、安楽な死という意味がありますが、安楽死や尊厳死についての定義はさまざまに分かれています。たとえば安楽死は、手段やその様相によって直接的安楽死と間接的安楽死、積極的安楽死と消極的安楽死等に分類されることがあります。

法的、倫理的観点からみた場合、直接的安楽死が患者の生命の短縮・断絶を目的としているのに対し、間接的安楽死は、これを第一目的とせず、患者の苦痛の除去を直接目的とした行為が、結果として生命の短縮をもたらす場合をいう、とあります。また直接的安楽死は、さらに積極的安楽死と消極的安楽死に区別され、前者は、患者本人の委託または承諾に基づいて、死をもたらす意図をもって、作為によって生命の短縮・断絶を行う場合であり、後者は生命維持のために必要な基本的処置を、それがなされなければ生命が短縮・断絶され死期が早まることを認識しながら、あえて行わない場合である、としています[1)]。

尊厳死の場合は、一般的に助かる見込みがない患者に対して、積極的治療や延命医療を実施することを止め、人間としての尊厳をもって死を迎えさせることと解されています。尊厳死は比較的新しい概念であり、その背景には、生命維持装置や医療の発達があり、過剰延命からの解放という意味合いも強いようです。

また、「死にたい」「早く終わらせたい」「死ぬしかない」と死について思い続けることを「希死念慮」あるいは「自殺念慮」といいます。これらの概念は、自ら死にたいと死を予期してそれを達成するために行動する「自殺企図」とは異なります。希死念慮の背景には、その人が生きることに意味や価値を見いだせないこと、現実や現状に希望を見いだせず絶望感があること、人間関係において孤独観や寂しさを感じていること、他人の世話にならなければ生きられないという現実に対する怒りや罪悪感があること、身体的、精神的な病苦に苛まれていること、慢性的な不安や憂うつがあること、うつ状態に伴うものなど、さまざまな要因が考えられます。

◇「もう終わりにしたい、楽にしてほしい」というFさんへのかかわりを考える前に

仏典『ダンマパダ』[2)]には、「ものごとは心にもとづき、心を主とし、心によってつくり出される」(一偈)、「心は、動揺し、ざわめき、護り難く、制し難い」(三三偈)とあります。Fさんが、「もう終わりにしたい」「楽にしてほしい」と言うのも、心がそのように言わせていると考えられます。つまり、ある事象に対して、Fさんの意識がさまざまに感じ、認識し、反応している結果、そのように言わせているということです。Fさんが夫に語った「早く逝かせてほしい」という理由も、そのときはまさにそのように感じていたのだと思われます。

しかし、人間存在を含め、すべてのものは瞬時たりとも同一のままではありえず時々刻々に移り変わ

り変化しています。したがって、Fさんの心境も「もう終りにしたい」「早く逝きたい」と思うときもあれば、そうでない場合もあり、常に心は揺れ動いているものと考えます。いずれにしても、その言葉が発せられるときには、Fさんにそう思わせ、口にさせる直接的原因や間接的条件が必ずあるはずです。

しかし、たとえ理由があったとしても、寿命としての自然な生命の在りようを、作為によって早めたり絶つことは、宗教的、倫理的価値観からみたら問題があるとする立場の人がいます。かたや、死期が迫っていて、身体的、精神的に苦しんでおり、自ら「早く死なせてほしい」と望む人がいるならば、早く死なせてあげることのほうが、むしろ人間的であり、尊厳ある死の迎え方であるという立場をとる人もいるでしょう。Fさんの場合、安楽死もしくは尊厳死を望んでいると受けとめるべきなのか、それとも「希死念慮」の表出と受けとめるべきか、いずれにしてもスピリチュアルペインを視野に入れた対応が求められているように思います。

では、このFさんに対して、仏教看護の立場からみた場合、どのような対応をすることが望ましいのでしょうか。「もう終りにしたい」「楽にしてほしい」「早く逝きたい」というその言葉をどのように受けとめ、その裏にある気持ちをどのように判断し、どのような価値観、考え方のもとに対応し、看護をしていけばいいのでしょうか。

2　死を望む老年患者に対する仏教看護の基本姿勢とかかわり

（1）仏教の教えにみる「死」を基とした仏教看護の基本姿勢

◆仏教の教えにみる「死」

ブッダの最後の旅路を伝える『大パリニッバーナ経[3]』には「死」について次のような教えがあります。

「さて、アーナンダよ、人間たるものが死ぬというのは、不思議なことではない」（四九頁）

「しかし、アーナンダよ、わたしはあらかじめこのように告げてはおかなかったか？――『愛《いと》しく気に入っているすべての人々とも、やがては生別し、死別し（死後には生存の場所を）異にするに至る』と。アーナンダよ、生じ、存在し、つくられ、壊滅する性質のものが、（実は）壊滅しないように、ということが、この世でどうして有り得ようか？このような道理は存在しない（後略）」（九四頁）

「この世における一切の生あるものどもは、ついには身体を捨てるであろう。あたかも世間において比すべき人なき、かくのごとき師、（智慧の）力を具えた修行実践者、正しい覚りを開かれた人が亡くなられたように」（一六〇頁）

「つくられたものは実に無常であり、生じては滅びるきまりのものである。生じては滅びる。これら（つくられたもの）のやすらいが安楽である」（一六〇、一六一頁）

人間はこの世に生を受けた以上、必ず死を迎えなければならない存在であるという現実を、まずは素直に受けとめたいと思います。ブッダといえども、死を避けて通ることはできませんでした。人間がこの世に生を受けたことの中に死が包含されており、生まれながらにして「死への存在である」ということ、「死は自然な生命の営みの一過程である」というとらえ方を大切にしたいと思います。また、仏典『ダンマパダ』に「『われらは、ここにあって死ぬはずのものである』と覚悟をしよう。——このことわりを他の人々は知っていない。しかし、このことわりを知る人々があれば、争いはしずまる」[4]とあります。人は死すべき存在であることを意識し、自覚できるものであり、それによって、望ましい自身の「生死」の在りようを追求できる存在であると受けとめたいと思います。

◇仏教の教えにみる「安楽死・尊厳死」

直接的に「安楽死」や「尊厳死」について語られている教えはないと思いますが、現代における安楽死・尊厳死の概念に重ねて考えられる教えを取り上げてみたいと思います。

仏教では、生きものを殺すこと、生命あるものを殺すことは罪の中で最も重いものとされています。また不殺生は、ただ殺さないというだけでなく、その生命をよりよく生かしきるという積極的な意味をも含むものです[5]。また、仏教では「自殺」のことを「じせつ」と読み、一般に殺生は十悪の一つに数えられ、波羅夷罪《はらいざい》(教団追放の重罪)を犯すものであるとして、自殺といえどもそれに抵触するものとして禁じられています。しかし、病いなどで死期が間近い病人が、病に苦しみ、自らの存在が僧団の他の比丘らに多大の迷惑をかけているとの自覚の結果、自発的な断食・断衣・断薬などにより死地に赴くことはその限りではないようです[6]。

さらに、仏典にはブッダが弟子ゴーディカの自殺に対して寛容な姿勢を示しているのではないかと思われる記述があります。それは、解脱をめざしていた弟子が無執着の境地に達したとき、自ら刀を手に取り自殺をしようとする際に、悪魔が弟子の自殺を止めるようにブッダに願ったのに対して、弟子の自殺をとがめることも助けることもしなかったというお話です。このお話からは、ブッダが明らかに自殺を肯定しているとか、否定しているというようには受けとめられない面もあります。

これらのことから考えるならば、仏教では、死をもたらす意図をもって、作為によって生命の短縮・断絶を行う安楽死については否定的立場をとることができるようにも思います。尊厳死については、肯定的立場をとってもいいのではないかと考えます。希死念慮のある人の場合は、その背景にある状況によっては、その結果が尊厳死に重なっていくことがあってもいいのかもしれません。

(2) 死を望む老年患者に対する仏教看護の実際

◆希死念慮の背景にある原因・要因をあきらかにしつつ、身体的苦痛の軽減に努める

Fさんが療養生活において「もう終りにしたい」「楽にしてほしい」「早く逝かせてほしい」などと訴える背景には、必ずその理由があるものと考えられます。このような訴えが安楽死、尊厳死、希死念慮のいずれの概念に入るものなのかは判断しにくい面がありますが、Fさんが夫に話している内容からは、先に取り上げた希死念慮の要因がいずれも該当するように思われます。中でも、身体的な痛みに苛まれていることは大きいと思います。まずは、痛みをはじめとする身体的苦痛や、基本的欲求に伴うさまざまな苦痛の軽減に努めることが求められます。これは、医師・薬剤師・看護者があらゆる知識と技術を駆使して責任を負うべき事がらです。

またFさんの訴えから、生きることに意味や価値を見いだせなくなっていること、現実や現状に対して絶望感があること、人間関係において孤独観や寂しさを感じていること、他人の世話にならなければ

生きられないという現実に対する怒りや罪悪感があること、うつ状態に伴うものなどの要因も考えられます。時には、生きたい、よくなりたいという気持ちの裏返しとして「死にたい」という類の言葉が発せられることもあるかもしれません。Ｆさんの訴え、その訴えの背後にあるものを明らかにし、どのような状況や人間関係によってそれらが変化するのかを観察し、確認しながらかかわることが求められます。

◆静かに自身を見つめ、死と向き合えるような環境を整える

療養生活において、Ｆさんが身体的苦痛に苛まれながら、「もう終りにしたい」「楽になりたい」と言い続けつつ最期を迎えられることは回避せねばなりません。浄土真宗の教えなどには、人生最期の迎え方の善し悪しを問題にすることなく、いかなる死を迎えても仏さまの来迎があるように書かれていますが、身体的苦痛に苛まれながら死を迎えることは辛い現実です。このような状況下では、人は静かに自身を見つめ、死と向き合うことはできないように思います。看護者として、Ｆさんが自分の死と向かい合えるような環境を整えることは大切なことです。

Ｆさんが、自身の人生を振り返り、言い残し、し残しなどが少しでも少ない状況下で「これでよい」という思いで死と向き合われることは大切なことではないかと思います。もしも今まで、自身の生き死にの問題にきちんと向き合う機会が少なかったとしたならば、やはりこれから迎えなければならない死に向き合ってもらえるような環境を整えることは大事です。

そのためには、まずは身体的苦痛の緩和が必要となります。また、Ｆさんの家族、特にご主人からそれまでのＦさんの生死観、信仰や信条に関する情報を聞くことも必要でしょう。情報の内容によって、スピリチュアルな、あるいは宗教的なニーズがあると判断される場合には、然るべき専門家や人に介入

してもらうことも必要となります。もしもFさんが、人は死んだら無となり、来世も死後もなく、したがって死ぬこと自体には恐怖心が無いという生死観の持ち主であれば、身体的苦痛のコントロールを優先し、周囲の援助に対する遠慮や罪悪感を取り除けるようなかかわりが求められます。希死念慮の原因がうつ状態に伴うような場合には、精神科医の診察を受け、然るべき薬を服用してもらうことも必要となるでしょう。

◆願われた生命の尊さに気づき合えるような看護をめざす

仏教は「人生とは苦しみである」ということから出発していますが、ブッダの教えには、この世における人の生命には苦悩が伴っているにもかかわらず、生を受けることは有難いことなのだとあります。現状のFさんに対して、このような一見相矛盾するいのち観に対峙してもらうことは難しいようにも思われますが、仏教看護をめざす看護者としては、今現にFさんが抱えている身体的な苦しみを緩和することを優先しつつも、このようないのち観を念頭に入れて、ケアにかかわることは大事だと思います。

この世に生を受け、自身の人生を肯定できることは、願われた生命の尊さに気づかされているということに重なるのかもしれません。そのためには、「早く死にたいと思うくらいに、こうした状態で生きているのが苦しい」という訴えの背後にあるものを解決し、緩和することが求められます。Fさんが家族や医療者の世話になりつつ、今までの生き方、生活をしてきた自然な仕方で家族とのよりよい時間を過ごせるように取り組んでいくことが必要だと思います。

そのうえで、Fさんにとっての尊厳ある死とはどのようなことなのか、今何を一番願っておられるのかを確認しつつ、かかわっていくことが大事でしょう。そして、Fさんへの看病を通じて、ご家族の方や看護者自身もあらためて自身の生き死にに向き合い、生死観を育んでいく機会にしていくことが大切です。人はケアしケアされる関係を通じて多くのことを学び成熟し、それぞれの幸福に向かって生きていくことが可能になるのだと思います。このFさんの事例は、私たちにその機会を与えてくれているように思います。

引用文献

1)葛生栄二郎・河見誠『新版 いのちの法と倫理』（法律出版社、二〇〇〇年、一七一、一七三、一七四頁）
2)中村元・訳『ブッダの真理のことば 感興のことば』（岩波文庫、一九九一年）
3)中村元・訳『ブッダ最後の旅 大パリニッバーナ経』（ワイド版岩波文庫、二〇〇一年）
4)中村元・訳『ブッダの真理のことば 感興のことば』（岩波文庫、一九九一年、一一頁）
5)中村元、他『岩波仏教辞典』（岩波書店、一九九二年、四九二頁）
6)同右、三四九頁

第7章

人間の「病い」と仏教看護の実際

本章では、人間のいのちの「生老病死」における「病い」に焦点を当て、仏教看護の基本姿勢と実際について考えます。人はいずれ何らかの死因により死を迎えることになりますが、現状では、全死亡者の八割以上は病死です。もちろん死に至る病いばかりではなく、多くの人は通院、入院による治療や自宅療養などを通じて健康を取り戻しています。

人は一生の間にさまざまな病いに罹り、けがをします。むしろ、無病息災で人生を終える人のほうが少ないといえるでしょう。中には、根治できないような病いを抱えて生活している人もいます。また、病いやけがのために種々の臓器の摘出や切除を受けた人、人工肛門・人工関節・ペースメーカーなど人工臓器をもつ人、身体の一部や機能を失った人、機械・器具を装着して日常生活を送っている人、生涯にわたり薬の服用や注射をしなければならない人などがいます。

かつて、看護学生が諸橋轍次の『大漢和辞典』を引いて、ヤマイダレの漢字を調べたことがありま す[1]。なんとヤマイダレをもつ漢字が六四一もありました。この膨大な数は、「病む」ということが人間にとって普遍的な現象であり、人びとの日常生活の中で体験され、見られ、語られ、聞かれる現象であることを物語っているようにも思います。それはまた、「病み方」の種類の多様さを示すものです。さらに「病む」という体験は、その人の日常生活や活動を妨げる不快な体験の部類に入るといえるでしょう。仏教的な視点からみれば、「病い」や「病む」という現象は「苦」の一つとしてとらえることができます。ここでは、病いを体験している人の事例を取り上げ、仏教看護の実際について考えます。

1　難病と診断され、生きる気力を失った人への対応

1　筋萎縮性側索硬化症と診断され、生きる気力を失った男性の事例

Ｆ氏は六十一歳の男性患者で、通院治療を受けています。六十歳で定年を迎えるまで、広告代理店に勤め仕事一筋の生活を送ってきました。定年後は、今までできなかった趣味や運動を日常生活に取り入れ、妻（五十五歳）と旅行に行く計画も立てていたそうです。子どもはいません。そんな矢先、簡単な大工仕事をしたり、食事をする際に右手の指がなんとなく使いにくく、筋肉がピクピクし、肘から先の力が弱くなってきたように感じられ、また、食事の際、食べ物が飲み込みにくいようにも思われ、妻を伴って、総合病院を受診しました。

身体所見に加え、神経伝導検査、筋電図検査、さまざまな反射等の検査が行われた結果、筋萎縮性側索硬化症（ＡＬＳ）と診断されました。夫婦揃って、医師から診断名、病状、予後等について説明を受けました。現段階では、進行を遅らせる薬の服用と、さまざまな症状に対する対症療法が主な治療法になることが伝えられ、当面、通院治療をすることになりました。Ｆさんも妻も、聞きなれない病名に戸惑いを覚えたと言います。

通院治療が始まると同時に、Ｆさんはインターネットや医学書を通じて、その病いについて情報収集をし始めました。調べれば調べるほどに、決定的な治療法がなく、たどる経過と結末に関する厳しさを知らされ、言葉にならないほどの衝撃を受けたそうです。病いに対する事の重大さを突きつけられて以

来、不安や恐怖心等から不眠に悩まされるようになりました。医師から睡眠薬を処方してもらいましたが、あまり効果はありません。妻に対しては、口癖のように「どうして自分がこんな難病に罹らなければならないのか」、「一生懸命に生きてきたのに。何も悪いことをしていないのに、どうしてこんな辛い病いに罹るのか」、「今は、何も考えられないし、何もする気が起きない」というようなことを言うようになったそうです。次第にうつ症状が見られるようになり、妻とも会話をしなくなり、Fさんは、部屋に閉じこもりがちです。

妻はどう対応していいのかわからなくなり、最初に外来で診察してもらった医師のもとを一人で訪れ、相談しました。Fさんは、病いについて調べた情報を妻には詳しく話していなかったようです。妻はあらためて医師からALSついての詳しい説明を受け、その病いの深刻さに驚き、今後起き得る現実をどう受けとめ、どのように夫にかかわっていけばいいのか戸惑いを覚えているようです。

◆筋萎縮性側索硬化症という難病の特質

「難病」とは、一般的に「治りにくい病気」や「不治の病」を指す言葉であり、医学的に明確に定義された名称ではありませんが、昭和四十七年の難病対策要綱には①原因不明、治療方法未確立であり、かつ、後遺症を残すおそれが少なくない疾病、②経過が慢性にわたり、単に経済的な問題のみならず介護等に著しく人手を要するために家族の負担が重く、また精神的にも負担の大きい疾患とあります。

また「特定疾患」とは、いわゆる難病のうち、日本において難病対策推進のために調査研究の対象になっている疾患のことです。二〇〇九年現在、特定疾患は一三〇疾患あり、うち五六疾患の医療費は公費負担助成の対象となっています。

運動ニューロンが侵される筋肉刺激の障害を運動ニューロン疾患と総称し、筋萎縮性側索硬化症（A

LS）はその代表的疾患です。筋力低下、筋萎縮が主症状で、手足・のど・舌の筋肉や呼吸に必要な筋肉がだんだんやせて力がなくなっていく難病です。つまり、筋肉を動かしている運動神経細胞が死んでしまうためにそのような症状が起きてきます。いくつか学説はありますが、原因は不明です。難病の特定疾患医療費受給者数から見るとおよそ八三〇〇人がこの病いを患っているとされています。

ＡＬＳの治療法は、対症療法が主なものですが、進行を遅らせる作用のある薬が使われます。この難病は進行性で、一度罹ると症状が軽減するということはないようです。やがては全身の筋肉が侵され、最後は呼吸筋が働かなくなり、多くの人は呼吸不全で亡くなります。人工呼吸器を使って延命をはからない場合、この難病に罹ってから死亡までの期間はおよそ三年から五年といわれていますが、中には十数年の長期間にわたって非常にゆっくりした経過をたどる事例もあるようです。

ＡＬＳにともなって起こる痛みに対しては痛み止めの使用や適度のリハビリテーションが有効であるとされています。人によって経過が異なりますが、次第に体の自由が効かなくなり、日常生活のほとんどを他者の手を借りなければならなくなります。患者の中には、介護者に負担をかけることによる罪悪感を抱く人もいるかもしれません。

一般的に食べ物は嚥下しにくくなり口から食べられなくなります。食事の楽しみは失われ、そのことに対する恐怖心を抱く人もあるでしょう。中には、胃ろうに対する不安をもつ人もいるかもしれません。また、唾液が口からあふれ出し、そのために眠れなくなったり、唾液を誤嚥して肺炎を起こす人もいます。四肢のみならず口も動かせなくなり、会話ができなくなることも共通する事がらです。

このような症状からも、病気に対する不安、絶望感、いらだち、辛さ、悲しみ、怒り、死への不安などの感情が生じ、不眠になったり、中には、Ｆ氏のように生きる気力を失いうつ症状を呈する人もいるでしょう。この難病は、受け入れるには最も厳しい部類の病いといえるかもしれません。

◇人は病いや苦難に立ち向かい、意味を見いだせるものなのか

脳生理学者の時実利彦氏は、人間の生の営みは、「生きている」といういのちの保障のうえに、たくましく、うまく、よく「生きてゆく」という、意識のある動的な生命活動が展開されるのであり、「生きてゆく」姿は動物的・人間的な生き方である、[2)]としています。ALSに罹ったFさんの場合、この「生きている」「生きてゆく」双方の生の営みが脅かされる状態に置かれることになります。ことばを話せず、食べ物を飲み込めず、自ら呼吸ができず、歩くことはおろか身動きすらできず、すべてを他者の手に託さねばならない状況下に置かれるとするならば、Fさんのみならず、誰にとっても、それは筆舌に尽くし難い「苦しみ」ではないかと思われます。うつ状態になることのほうが、むしろ自然な反応なのかもしれません。

「生きてゆく」ことに対する希望がなくなり、耐え難い苦痛に苛まれれば、人は絶望するかもしれません。絶望すれば、病いや病いに伴うさまざまな苦難に立ち向かうことも、問題解決のための努力もできなくなるかもしれません。人は、そのような絶望的な状況下にあっても、その現実に意味を見いだし、受け入れ、再び希望をもつことができるのでしょうか。そして、生きる気力がなくなり、未来を考えることができなくなった人に対して、看護者は何ができるのでしょうか。そのような人たちを援助するのが看護者の務めであるとするならば、仏教看護ではどのような価値観や考え方のもとに患者やその家族にかかわればいいのでしょうか。

2　難病と診断され、生きる気力を失った人に対する仏教看護の基本姿勢とかかわり

(1)　仏教の教えにみる「苦」を基とした仏教看護の基本姿勢

◆仏教の教えにみる「苦」

難病も一つの病いであり、病いは四苦の一つです。そこで、「苦」「苦しみ」の概念を考えるうえで参考になるのではないかと思われる教えを『和英対照仏教聖典』[3]、『スッタニパータ』[4]から拾ってみました。「苦」に関する教えは実にたくさんありますが、その中からほんの一部引用してみました。

「初めから、この世界にはいろいろの災いがあり、そのうえ、老いと病と死とを避けることができないから、悲しみや苦しみがある」
（『和英対照仏教聖典』八五頁）

「人びとの苦しみには原因があり、人びとのさとりには道があるように、すべてのものは、みな縁（条件）によって生まれ、縁によって滅びる」
（同右、八一頁）

「だから、この身も、この心も、縁によって成り立ち、縁によって変わるといわなければならない」
（同右、八一頁）

「それでは、人びとの憂い、悲しみ、苦しみ、もだえはどうして起こるのか。つまりそれは、人に執着があるからである」
（同右、八三—八五頁）

「宇宙が永遠であろうとなかろうと、限りがあろうとなかろうと、生と老と病と死、愁い、悲しみ、苦しみ、悩みの火は、現に人の身の上におし迫っている。人はまず、この迫っているものを払いの

けるために、道を修めなければならない」（同右、二九九頁）

「人はまず問題を選ばなければならない。自分にとって何が第一の問題であるか、何が自分にもっとも押し迫っているものであるかを知って、自分の心をととのえることから始めなければならない」（同右、三〇一頁）

「人の身の上に迫る生と老と病と死と、愁い、悲しみ、苦しみ、悩みを離れたいと望んで道を求める。これが芯である」（同右、三〇一頁）

「まず最初に、人はこの世の生と死の根本的な性質を心に留めなければならない」（同右、三〇三頁）

「有ると言われる限りの、色かたち、音声、味わい、香り、触れられるもの、考えられるものであって、好ましく愛すべく意《こころ》に適《かな》うもの、——それらは実に、神々並びに世人には『安楽』であると一般に認《みと》められている。またそれらが滅びる場合には、かれらはそれを『苦しみ』であると等しく認めている」（『スッタニパータ』七五九、七六〇偈）

仏教語辞典には、苦は「①せまり悩ます、という意。②苦しみ。悩み。思いどおりにならぬこと。心身を悩まされて不安な状態。この苦しみには四種類（四苦）、または八種類（八苦）があるという」とあります。[5] 四苦は「生老病死」に伴う苦であり、八苦はこれらに愛別離苦《あいべつりく》・怨憎会苦《おんぞうえく》・求不得苦《ぐふとくく》・五陰《ごおん》盛苦《じょうく》の四つの苦が加わったものです。愛別離苦は、愛する者と別れる苦しみであり、怨憎会苦は、この世の中で怨み憎む者とも会わなければならない苦しみであり、求不得苦は、欲して求めてもなかなか物事を得ることのできない苦しみです。五陰盛苦は、五盛陰苦《ごじょうおんく》・五取蘊苦《ごしゅうんく》ともいい、人間の心身を形成する五つの要素（色・受・想・行・識）から生じる苦しみが盛んに起こることをいいます。[6]

また、苦を三苦に分ける場合があります。「三苦」とは生存しているものの三つの苦しみであり、「苦《く》苦《く》」「壊苦《えく》」「行苦《ぎょうく》」をさします。「苦苦」とは好ましくない対象から感ずる苦しみのことであり、寒さ、暑さ、飢え、渇き、痛みなどの肉体的苦痛を挙げることができます。「壊苦」とは好ましいものが壊れることにより感ずる苦しみのことで、精神的苦悩をさす場合が多いようです。たとえば、乳がんのために乳房を切除しなければならない苦しみや脳出血のために半身不随になってしまった苦しみなどです。その他にも、家族の死、会社の倒産、離婚などに伴う苦しみなども挙げることができます。壊苦には苦苦に伴って生じる苦しみも多いものと思われます。最後の「行苦」とは、世の移り変わりを見て感ずる苦しみのことです。簡単にいえば、移ろい、変化していくことに対する苦しみのことであり、その変化に恐れおののく不安といってもいいでしょう。たとえば、病気のために身体的、精神的、社会的に、ある状態や状況がどんどん変化したり、その変化とともに本質的な生存をも脅かされるような苦しみといってもいいでしょうか。行苦は、苦苦や壊苦をも含むものです。

このように苦をとらえますと、当然、生きていくことは苦しみの連続だということになります。先に引用した教えからは、その苦しみにもいろいろな種類があり、いずれの苦しみもそれを引き起こしている理由や根拠があることがわかります。また、生きていくうえでどうしてそのようなさまざまな苦しみが生じるのかといえば、それは人に執着があるからだということになります。

また、教えには、われわれ人間の六根《ろっこん》である眼《げん》・耳《に》・鼻《び》・舌《ぜつ》・身《しん》・意《い》で感受し得る「有ると言われる限りの、色かたち、音声、味わい、香り、触れられるもの、考えられるもの」が苦しみの対象になるとあり、それらが自分の意に適っているときには心に安らぎがあり、身体も快適なのですが、思いどおりにならなくなると苦しみに変わるというのです。もちろん苦しみの種類、程度、深刻さ、人それぞれの受けとめ方、反応の仕方などは異なるものと思われます。たとえば、火傷やけがによる回復不可能なボディイメージの変化は、その人に苦しみをもたらすでしょうが、人によってはその変化を受け入れられず絶望的な気持ちになる人もいるでしょうし、中には、その現実を受け入れて前向きに生きていける人もいます。

教えには、人は「身の上に迫る生と老と病と死と、愁い、悲しみ、苦しみ、悩みを離れたいと望んで道を求める。これが芯である」とあります。道とは、仏の教え、さとりへの道と解釈できますが、人は苦しみを機縁として仏の教えや、さとりの道を求めるものであり、このことこそが中心であり、ものの根本であると受けとめることができます。つまり、苦しみの中にあってもその苦しみにもがきおぼれることのない自分になり得るということです。ここに希望を見いだすことができます。

(2) 難病と診断され、生きる気力を失った人に対する仏教看護の実際

◆まずはFさんの病いを、看護者が「わが身に引きくらべて」考えてみる

難病に罹って苦悩するFさんの苦しみを、周囲の者はFさんと同じようにはわかってあげることはできません。親子、夫婦でも同様だと思います。ただし、少しでもわかろうと努力することは必要です。Fさんの状況や気持ちを少しでも察するためには、一度「わが身に引きくらべて」あるいは「わが身に置き換えて」考えてみることが大事だと思います。仏教の教えには「わが身に引きくらべて」物事を考えることの大切さが説かれています。ここから、Fさんへの看護がスタートするように思います。

わが身に引きくらべて考えてみる方法の一つとして、一度、自分のベッドあるいは畳みに敷かれた布団に横たわり、微動だにせず、話さず、ただじっと横たわってみることもいいのではないかと思います。どのくらいの時間それに耐えることができるでしょう。そのとき、どのような感情が心に湧いてくるのでしょうか。きっとさまざまな感情が湧きあがるに違いありません。と同時に、その苦しみを制御

できない難しさを体験することになるでしょう。このような体験を通じて、Fさんの身に起こることが予想される苦しみに、あるいはすでに生じているその苦しみに、ほんの少しでも寄り添うことができるようになるかもしれません。

Fさんに起こり得る苦しみは、先に述べたように四苦八苦、三苦に伴うあらゆる苦しみが生じる可能性があります。とりわけ、求不得苦、五陰盛苦、苦苦、壊苦、行苦に伴う苦しみについては、そのいずれもが自身の思いどおりにならぬことの連続のように思います。それらの苦しみを、一つでもわが身に置き換えて、具体的にイメージしながら考えてみることが大切でしょう。しかし、症状が進んできた場合のそれらの苦しみは、正直、わが身に置き換えて考えてみることはとても難しいことかもしれません。

◇苦しみの種類・程度・深刻さを判断し、それらの問題を明らかにしつつかかわる

一般的に苦しみという場合には、われわれ人間の六根である眼・耳・鼻・舌・身・意で感受し得るありとあらゆる事がらが苦しみの対象になります。しかし、Fさんの場合は極端な言い方をすれば、将来的にはただ息をしているだけ、生きているだけという状況から生じる得る苦しみが考えられます。おそらく、身体的にはそのほとんどが意に適わず、思いどおりにならない状況下に置かれることが予想されます。最近では技術も進み、わずかに動かせる場所にセンサーを取り付けて、「はい」とか「いいえ」の意思表示をすることにより、自分のニーズを周囲に伝えることはできるのかもしれません。しかし、自ら動けず、話せず、食べられず、あらゆることを他者に委ね、どんな危機が迫ってきても自ら避けることはできず、ただ横たわって生きていることに伴う苦しみは、正直、想像し難い現実です。

看護者は、今後Fさんが体験し得る苦しみの質がそのようなものであることをまず受けとめ、現在の

療養上の問題が何なのかを明らかにし、さらに苦しみ・問題の優先順位を判断することが求められます。もちろん、Fさん自身にも苦しみの種類・程度・深刻さにきちんと向き合ってもらい、今、何が一番大変な問題であるのかを明らかにしてもらうことも必要でしょう。しばらくは、通院治療という形で進められるようですが、経過に合わせながら変化していく苦しみの種類・程度・深刻さを観察・判断し、それらの問題を明らかにしつつかかわっていくことが必要となります。

◆現に生じている苦しみが解決あるいは緩和できるようにかかわる

Fさんは、自身の病いのことについてすでに医師から聞かされ、さらにインターネットや医学書を通じて情報収集をしており、決定的な治療法がないこと、たどる経過と結末に関する厳しさについて認識しています。そのことにより、不安や恐怖心等から不眠にも悩まされているのではないかと思われます。処方されている睡眠薬の効果もあまりないようです。妻に対しては、口癖のように「どうして自分がこんな難病に罹らなければならないのか」、「一生懸命に生きてきたのに。何も悪いことをしていないのに、どうしてこんな辛い病いに罹るのか」と言っています。「どうしてこんな辛い病気に罹るのか」という訴えに対しては、「本当に辛いですよね。不条理というものですよね…」と返すことによって、Fさん自身が自分の怒りに向かい合ってもらえるように配慮していくことが大事だと思います。誰もFさんに成り代ることはできません。Fさん自身に、内なる怒り、悲しみ、理不尽な現実に対峙してもらうよりほかに、解決の糸口はないものと思われます。

Fさんは妻とも会話をしなくなり、部屋に閉じこもりがちのようで抑うつ状態にあるようです。このような状態は、病いを通じて湧き上がってきた怒りが内向し、やがて自身に起きている現実を受け入れるための過程の一部と考えることもできます。このような抑うつ段階においては、まずはFさんが安全に引きこもり、思い悩める環境が保障されることが必要でしょう。過剰な介入、励まし、薬などよりも少し距離を置きつつ温かく見守ることが大事ではないかと思います。しかし、抑うつ状態が長く続くような場合には、専門医による診察や薬が必要になるかもしれません。

◆病いに伴う憂い、悲しみ、苦しみ、悩みを離れられる道を求められるようにかかわる

正直に言って、Fさんが今後たどるであろう、あるいはたどるかもしれない経過や結末に関して、起こり得る苦しみ・問題を明らかにし、それらに対してFさんが心を調え、さまざまな憂い、悲しみ、苦しみ、悩みから離れられる道を求め、見つけられるようにかかわることはとても難しいことでしょう。しかし、仏教看護をめざすものとしては、Fさんがそのような道を求められることを願いつつ、かかわっていくことは大切にしたいと思います。

ただし、Fさんに対しても他の患者さんに対しても、「身の上に迫る生と老と病と死と、愁い、悲しみ、苦しみ、悩みを離れたいと望んで道を求める。これが芯である」という仏教の教えをそのまま看護計画に取り入れていくことは難しいことです。人には人それぞれの価値観、信条、宗教観、人生観、生死観があるからです。これらに対するFさんの考え方、生き方などについては、一度、奥さんから情報をもらうことも必要ではないかと思います。

いずれにしても、人は苦しみを機縁としてさまざまな教えや、さとりの道を求める可能性をもった存在であり、そのことによって苦しみの中にあっても苦しみにもがきおぼれることのない自身になり得るということを、常に頭の片隅に入れておきたいと思います。Fさんとのやり取り、会話の内容、投げかけによっては、Fさんにもそのことが現実化する可能性があるものと考えます。

そのような意味でも、まずは看護者がこの世の生と死の根本的な性質を心に留められる人であらねば

なりません。また、ＡＬＳであるＦさんの気持ちに少しでも寄り添ううえで、たとえば、座禅に取り組んでみるのもいいのではないでしょうか。座禅は心身の安定・統一法として効果のあるものです。何も考えずに、足を組んで坐り、呼吸を調えることによって身体が喜び、気持ちがよく、自然に心が調ってくるといわれます。看護者自らが、日常生活では意識できなかった心身の関係を見つめることによって、日常の見え方が変わったり、Ｆさんの思いに重なる何かを体験することができるかもしれません。

◆生死をめぐる深刻な問題が起き得ることも視野に入れてかかわる

ＡＬＳの症状が進み、手足が動かせず、発語もできず、目蓋も動かせず、目は閉じたままで、人工呼吸器をつけなければ生命を維持できないような状態になった場合、人によっては、人工呼吸器はつけずにそのまま生命を終わりたいと思う人があるかもしれません。Ｆさんにとっても、そのようなことは決して起こり得ないとはいえません。意識鮮明なまま、まったく身動きできない状態を「ロックトインシンドローム」とか「ロックトイン状態」と呼びますが、ＡＬＳも進行すればこのような状態が起きてきます。脳の機能は正常で、聴覚にも問題がない状況下においては、より以上に苦しみは大きくなり、このような生命維持にかかわる問題が起き得ることも予想されます。

仏教では、一般に殺生は十悪の一つに数えられ、自殺もそれに抵触するものとして禁じられていますが、病などで死期が間近い病人が、病に苦しみ、自らの存在が僧団の他の比丘らに多大の迷惑をかけているとの自覚の結果、自発的な断食・断衣・断薬などにより死地に赴くことはその限りではない[7]、とあります。人工呼吸器をつけないということもこの教えに重なるようにも思います。Ｆさんと直接的にコミュニケーションがとれる時期に、このような問題にもきちんと対峙し、話し合っておくことも必要なことかもしれません。しかし、心は時々刻々と変化し、移り変わっています。人工呼吸器をつける、つけないについても状況に応じてその考えは変化することでしょう。したがって、意思表示の手段を常に考えながら、このような深刻な問題にも向き合いつつかかわることが求められます。

◆家族を支え、いつでも相談に応じられるようにかかわる

看護の対象は病人とその家族です。特に、ALSのような難病を抱えている人の家族は、病人と同様に身体的、精神的、社会的、スピリチュアルな側面の問題を抱えることになります。Fさんの妻も、医師から説明されたALSがたどる経過や結末に対しては信じ難い状況下にあります。現在は通院治療という形をとっていますが、今後起きてくるであろうと思われるさまざまな側面の苦しみについては、ある程度知識が必要です。先入観によって、妻の苦しみや問題が大きくなりすぎることは避けねばなりませんが、Fさんの一番身近な存在である彼女の役割は大きいものです。子どものいない夫妻にとっては、妻にかかってくる負担も大きいものと思われます。

直接的なコミュニケーションが取れなくなり、相手の本心、感情、意思などが汲み取れないことに伴う妻の苦しみは大きいものに違いありません。そのような状況になった場合には、Fさんの思い、訴え、ニーズなどが少しでも正確に受けとめられるための手だてについての助言や指導なども必要になってくるでしょう。また、病人への四六時中のかかわりが求められるような状況下においては、心身の苦痛に対する配慮や援助も必要になってきます。あるいはまた、現実の身体的、精神的、社会的、スピリチュアルな苦しみに耐えかねて、すべてを放棄したいというような心理状況に置かれないとも限りません。先に取り上げたような、生命維持にかかわるように深刻な問題にも対峙しなければならないかもしれません。

そのためにも、さまざまな側面の問題が生じた場合の対処方法、かかわってくれる専門家、社会資源

の利用方法、療養に必要となる機械・器具・用具などについても情報を提供し、いつでも相談に応じられるような体制が必要になります。

引用文献

1)神通川浩子・田宮仁「『病い』ということについての一考察」(飯田女子短期大学看護学科年報・第2号、一九九九年)

2)時実利彦『人間であること』(岩波新書、二〇〇〇年、三八―三九頁)

3)『和英対照仏教聖典』(仏教伝道協会、二〇〇〇年)

4)中村元・訳『ブッダのことば　スッタニパータ』(ワイド版岩波文庫、一九九四年)

5)中村元『広説佛教語大辞典　上巻』(東京書籍、二〇〇一年、三一〇頁)

6)同右、中巻(六四〇頁)

7)中村元・他編『岩波仏教辞典』(岩波書店、一九九二年、三四九頁)

2 透析療法を受ける患者への対応

ここに掲載したのは、透析を受けている方の手記です。ある学会を通じてご縁をいただきました。不躾にも、透析に至った経緯、透析を申し渡されたときの気持ち、透析を受けているなかで医療者からの対応で悲しかったこと、嬉しかったこと、透析を受けていて辛いことなどについてお訊ねしたところ、左記のような手記が届きました。本書に掲載してもよいとの了解をいただきましたので、この手記を通じて透析を受ける患者への仏教看護的な対応について考えてみたいと思います。

1 透析療法を受けているHさんの手記

一九九二年四月に、実家の母（八十八歳）と長姉（六十七歳）、その長女（四十二歳）を交通事故で一度に亡くし、そのストレスからか七月にネフローゼ症候群を発症し検査入院いたしました。母系三代一度に亡くし、他の姉妹達はともかく私自身は身も心も耐えられないようなストレスフルな状況下におかれました。生検から電子顕微鏡検査の結果「膜性腎症」と診断され、七年余りステロイドや抗癌剤を試用し、保存期には一日蛋白三〇グラム、塩分三グラムの食事療法を試みましたが、クレアチンが徐々に上がり、二〇〇〇年十月に透析療法を申し渡されました。「二〇年寿命が延びる！」と。

自分の命を生きることの選択に当たって暫し考えました。「このままで自分の寿命を終わりたい」と自分では結論を出したのですが、家族は透析を受けることを望み、病院サイドからも当然のごとく透析療法を言い渡され、透析療法導入のレクチャーも受けました。しかし、血液透析は心情的にどうしても受け入れられず、独り悶々と日々を過ごし、ベッドで座禅を組み瞑想して自己との対話を試みました。先生の説得とお勧めを受けつつ、繰り返し透析療法導入のレクチャーを受けるなかで、腹膜透析療法を選択し手術を受けました。

そして、三年六カ月余り自宅で腹膜透析療法をしておりましたが、二〇〇三年の八月に腹膜炎を起こしてしまい入院いたしました。一カ月余りの腹膜炎の治療を終えて退院の日取りを検討していた病室に、三八年共に連れ添った夫から「離婚したい」というパソコンで打った手紙が届けられました。「あ～っ！」と、暫し茫然自失の時を過ごしましたが、後で、「ダンスのパートナーと共に今後の人生を有意義に生きたい」と切望する夫の〝人〟としての想いもわかり、申し入れを受けることにしました。

しかし、主治医からは、家族の介助なくしては腹膜透析の治療は不可能であると申し渡され、血液透析療法に移行するためのシャント導入の手術を受けました。腹膜透析療法を途中終了するにあたっては、病院サイドにも多大な迷惑をかけました。一つの治療方針を遂行しているその途中で、まったく別の方式での治療に変更することを余儀なくされた先生方にお掛けするご迷惑はいかほどのものかを鑑みますと、恐怖を覚えるほどに苦しみました。言葉には尽くせません。

そして、月、水、金と週三回の血液透析を受けながら、何故か「離婚は四月に実行したい」という夫との生活を共にするという地獄のような半年間の後、二〇〇四年の四月から透析療法を受ける時間帯を夜に変更して、日中の時間を有効に使いながら一人暮らしを始めて現在に至っています。

◆手記の内容について新たに訊ねたこと

Hさんの手記の内容について、新たに次のことについて訊ねました。

Q１　医師から透析療法の必要性について申し渡されたとき、「このまま自分の寿命を終わりたい」と結論を出されたときの、思い、理由はなんだったのでしょうか？

A　諸々思い悩みましたが、突き詰めれば人工透析を受け入れるということは、「自らの命を自らの力では贖えない」ということです。血液を自分の対外に出してライアライザー（まさに人工腎臓）に取り込まれ、クリーンな血液を再び体内に戻すということなのです。このことなくして生命を繋ぐことができない、自らの力で生きられないことに思いが至ったということでしょうか。

Q2　最終的に、透析療法を受け入れる決心をされた最大の理由は何だったのでしょうか。

A　病院で人工透析のレクチャーを受けたとき、「腹膜透析療法」という方法もあると主治医からの説明を聞きました。腹膜透析ならば、少なくとも自分の体内でクリアできると納得したからです。そのうえに、ひたすら夫の愛情があったからでしょうか。会社も早期退職をして、自然農法を実践しながらみてくれました。オペラやコンサートなど、世界中のこれはというものなど、一年も前からチケットを取って、「この日を目標に生きよう」とエールをくれておりました。時には体調が悪くなりチケットが無駄になることもありましたが、夫はめげませんでした。怖いほどの彼の必死のエネルギーに応えようと思ったことも理由に挙げられると思います。

Q3　Hさんにとって、ご自身を前向きに生かしてくれているもの（価値観、信条、パワーを与えてくれているもの等）とは何なのでしょうか。

A　立派なものはありませんが、「ひたすらに生きること」でしょうか。幼い頃より親しんだ茶道を通じて禅に興味をもち、禅文化研究所夏期講座にご縁を頂いて、前夫の夏休みを利用して共に、発病する前年まで二〇年余り、毎年国際禅堂に参禅させていただき臨済禅を坐らせていただきました。禅を志す世界中の人々と共に坐り、心を共にして幾日間を過ごしたこと、夜禅を坐り何も見えない闇の中、香の香りと風のさやぎの中に心を沈めますと、すべてが無になりました。写経をし、坐禅をして、闇の中に坐り、心を遊び、身を預け、無常観を私なりに心に留められたこと、そのことが、今に生きることのエネルギーになっているかと思います。日々朝夕「般若心経」を唱え、「消災呪」を唱えてその日の節目にしております。

Q4　人工透析を受けるにあたっては、生命を繋ぐことの選択をいたしました。「今の自分をいかに生きるか?」という自問自答の日々ではありますが、生きることの選択をした以上、今をベストに生きること。さまざまなことを超えて日々を生きようというパワーの源は、月並みですが人々の優しさ、気遣い、そして、三十八年共に生き離婚した夫への捨てがたい信頼感でしょうか。取りも直さず、透析を受けつつ生きることは命を繋ぐこと、生きることそのことに莫大なコストが掛かります、人々の助けなくては生きられません。そのことに思い至れば日々少しでも有意義に過ごさなくてはと心致します。

ご夫婦の感情のからまり合いを座禅や読経は静めてくれましたか。

A　夫から「離婚したい」と言われた時、茫然自失いたしました。まったく予想だにしていなかったからに他ありません。自身と病いとの闘いでしたから、夫に気が届かなかったのだと思います。離婚を言い渡されるまでは、夫がすべてでした。病みながらも充実感がありました。夫にダンスを勧めたのも私です。自分が選んだ人であり、夫がすべてでしたから、正直、夫婦の感情のからまり合いを座禅や読経だけでおさめることは無理でした。精神科のカウンセリングも受けました。信頼する知人・友人に感情を吐露し、座禅をし、写経をし、読経をしました。また、癒しを求めてコンサートやオペラに足を運び、読書をし、自らを修めております。離婚をして五年が経ちました。時は何よりの薬のように思います。今では、「裏を見せ表を見せて散るもみじ」に心が和みます。

Q5　透析を受けておられるとき、医療者の態度、言葉などで嬉しかったこと、力づけられたこと、失望したこと、悲しかったことなどがあれば教えてください。

A　日々、自分の体にミステリーを抱えて過ごしております。「あれが良い、これは嫌」と想いを留めますと疲れますのであまりそのようには留めないようにしております。が、たとえば、経験の浅い看護師さんの些細なミスを師長さんがごまかすことなくきちっとフォローしてくださったとき、またその日、その時の状況を把握して心配りをしていただけたときなど、涙が出るほど嬉しく思いました。

そして、哀しく心に残っておりますことは、「心此処にあらず…治療に気が入っていない」医療者に遭遇したとき、穿刺の時に、「針を刺す患者の腕を大根と思えば気にならない」などの思いもかけず緊張感のない言葉を聞いたときなどでしょうか。医療サイドの方々も大変なことはわかりますが、誠意と緊張感をもって医療に携わっていただきたいと思います。しかしながら、今私は、「お蔭さま、有難う」と感謝の思いで過ごしております。独り過ごしております日々、先生や看護師さんにお目に掛かれるだけでほっと心が安らぎます。患者にとっては、先生や看護師さんは心の支えです。

Q6　ご夫婦の間にお子さんはおられたのですか。

子どもには授かりませんでした。若い頃はコウノトリに任せておりました。二度早期流産をしておりますが、特に治療はせず、二人で納得しておりました。しかしながら離婚を言われました時に「子どももいないから」とそのことを言われ、今、一人暮らしをしておりますと、やはり子どもが居ないことに寂しさはあります。

2　透析療法を受ける患者への仏教看護の基本姿勢とかかわり

透析療法を受けているHさんの手記や質問の答えから、看護者は何を学び、考えることができるのでしょう。本事例から、透析療法を受けている患者やその家族に共通する看護の実際を導き出すことは少し難しいかもしれません。また、透析を受けている患者の基本的な看護、看護を実践するうえでの知識や技術についてはテキストなどを参考にすればある程度理解できるものと思われます。ここでは、人工的、人為的に機械や人に頼らなければ生命を維持できない病いを抱えた人のことを視野に入れ、透析を受ける患者への仏教看護の基本姿勢とかかわりについて考えてみたいと思います。

◇透析をしなければ生命を維持できない人へのかかわり

世の中には、人工的な機械や人工臓器に頼らなければ生命を維持できない病いを抱えた人たちがいます。Hさんのように腎不全に陥った人は、尿毒症になるのを防止するために、外的な手段によって血液の老廃物除去、電解質や水分量の維持を行わなければ生きていくことはできません。このように体の血液を浄化する働きを腎臓に代ってやってくれる人工的な方法が透析です。この透析によって、Hさんも生命を維持することができ、普通に生活することが保障されるわけです。

何らかの疾患により腎不全に陥った人は、腹膜透析にしろ、血液透析にしろ、それらを導入しなければ生きていくことができない現実を受け入れ、治療・処置を継続しておられるのだろうと思います。いずれにしても、透析は本人の同意なくしては治療を継続することは難しいようです。Hさんは、医師から透析療法を申し渡された時、自分の生命を生きることの選択に当たって暫し考え、「このままで自分の寿命を終わりたい」と一度は結論を出しておられます。透析を受けなければ生きていけない生命の在りように対して心情的に受け入れられず、独り悶々と悩まれたようです。

知り合いの専門医の話では、透析が必要な方に透析導入を勧めて、拒否されることは少なくないということです。しかし、尿毒症状が強くなってくると、苦痛軽減のために最終的には本人の希望で透析導入となる場合がほとんどのようです。そして、透析によって尿毒症症状が改善されると、ご本人も透析の必要性をあらためて認識されるとのことでした。

最初、透析導入に対して否定的な考えでおられたHさんに対して、その決断に大きな影響を与えたのは家族であり、また、医療者側の説得や勧めもあったことがわかります。最終的には、透析を受ける本人が自己決定すべきことなのでしょうが、いずれの判断であったとしても心から納得して受け入れることが望まれます。そのためには、Hさんもそうであったように、透析療法導入のレクチャーを受けることや、家族ときちんと話し合いをすることが必要となります。もちろん、家族に対しても、透析療法に対する説明が必要なことは言うまでもありません。透析についての正しい知識を知らされずに、透析を受けるような場合には継続が難しくなることもあるようです。途中で通院や透析を拒否し、透析中止が問題となる場合もでてくるようです。

特に透析導入にあたり問題になるのが認知症や意識障害のある方の場合のようです。なぜならば、透析導入が本人の希望かどうかが判断できない場合があるからです。意識がない患者の場合は透析ルート抜去などの危険性がなければ、透析が導入され継続されることが多いようです。また、本人と家族間に透析療法を受けることに対する見解の相違があるような場合には、医療者側の介入が必要となることもあります。

◆透析療法を選択しない人へのかかわり

万が一、患者本人が透析導入を拒否し、「このままで自分の寿命を終わりたい」という場合、どのような事態が生じ、どのようなかかわりが必要となるのでしょうか。先にも述べましたが、透析導入を勧めて拒否されることは少なくないようです。しかし、そのような場合でも尿毒症状に伴う身体的苦痛が、あらためて透析導入へ結びつく場合が多いとするならば、常にそのことを意識して対応できるようにしておくことが求められます。

また、患者が透析導入を拒否される場合、Hさんの家族もそうであったように、家族との間に導入に対する考え方の相違がある場合が考えられます。家族の方に、患者には透析療法によって少しでも長生きをしてほしいという希望がある場合には、当然、問題が生じます。このような場合には、第三者である医療者がいずれかの立場に立って意見を言うことはできませんが、本人と家族がきちんと話し合い、共に納得できる答えが導き出せるように必要な情報や環境を提供することが求められます。しかし、それでも双方の意見の一致がみられず、ご本人が透析導入を拒否される場合には、家族へのフォローが必要となるでしょう。

さらに、透析導入を拒否する本人の意向に家族が同意をされる場合も考えられます。このような場合には、医療者側は透析療法を受けなかった時にたどるであろうと思われる経過、状況、状態について説明をすることが必要となります。その時の本人や家族の反応によっては、もう一度よく話し合うことを求める必要が出てくるでしょう。それは患者本人や家族のふとした表情やしぐさ、沈黙、質問の内容などから、透析療法を拒否したことに対するある種の戸惑いの反応が見られるような場合です。

仏典には「心は、捉え難く、軽々《かろがろ》とざわめき、欲するがままにおもむく」、「心は別々の方向に走る——太陽の光線のように」、「心は、動揺し、ざわめき、護り難く、制し難い[1)]」とあります。すべての事象が時々刻々と変化しているように、心も揺れ動き、常に変化しています。ある時は「よい」と思えたことが、時間が経ち、場面が変わると、疑問が生じたり、反対の考えに傾くことがあります。とりわけ、生命の維持にかかわるような結論を出すうえでは、繰り返し話し合うことが必要だと思います。それでもなお、本人、家族共に考え方が変わらず決意が固い場合には、透析療法を実施しないということもあり得るのではないかと思います。そのような場合には、患者、家族、医療者側に死を視野に入れた覚悟とケアが求められることになります。

さらにまた、本人が透析療法を望んでいるにもかかわらず、家族がそれに同意しないということが考えられますが、このようなケースはまずないのではないかと思います。万が一あったとしても、患者本人の意向が最優先されるべきであり、医療者は患者の希望が叶う方向でのさまざまな支援が必要となるでしょう。

◇「自然ないのち」「いのちの自然」へのかかわり

Hさんの手記を拝見しながら、ふと心に浮かんできた言葉があります。それはかつて、看護学生が取り組んだ卒業論文で取り上げていた「自然ないのち」、「いのちの自然」という言葉です。学生は、「自然ないのち」は科学的であれ、人為的であれ他からの操作がされていない、あるがままのいのちのことを指し、「いのちの自然」は、あるいのちに生ずる自然な出来事。たとえば生老病死などのことであり、そのいのち自体が存在することを意味する、と概念規定をしており[2]、なるほどと思ったことがあります。

この概念規定からすれば、その種類、程度の差はあったとしても、現代人の「いのちの自然」は、「自然ないのち」のままでは健康を維持し、長生きできないことも多くなってきているように思います。生命を維持するために必要な手術も、一時、機械の操作を受けなければなりません。インスリンを打ち続けなければ生きていくことができない人、ペースメーカーを入れて生命を維持している人などもいます。現代においては、「生老病死」という生命の自然な営みの過程において、科学的、人為的な操作が加わった状態での「いのちの自然」が普通であるようにも思われます。

しかし、Hさんが最初に透析療法を受け入れずに「このままで自分の寿命を終わりたい」と思われたいのち観は、自らの身体に起きた腎不全という「いのちの自然」に対して、「自然ないのち」でありたいというういのち観に支えられたものであるように思います。そのようないのち観を肯定することについては、さまざまな意見、批判もあるかもしれません。しかし、そのようないのち観も否定すべきではないように思います。いずれにしても、透析療法を受けなければ生命を維持できないような事態が自身の体に生じた場合には、きちんと自身のいのち（観）に対峙し、「いのちの自然」「自然ないのち」について考え、納得のいく選択をすることが大事ではないかと思います。そのような態度を自ら調えていてこそ、透析療法を受けている患者や家族への看護ができるのではないかと思います。

◆Hさんへ…

Hさんが体験され、手記の中で語っておられるような悲しみ、苦しみを私はHさんと同じようにはわかって差し上げることができません。しかし、交通事故で一度に、三人の近親者を失われ、そのストレスから病いを得て透析療法を受けなければならなくなったこと、そして療養中にご主人から離婚を申し出られたことなどをわが身に置き換えて考えてみるならば、その一連の悲しみはとても深く、辛いものであったに違いないことを少しは想像できるように思います。

Hさんがご主人に勧められたというダンス、そしてそのダンスのパートナーと関係を育んでおられ、今後の人生をその方と一緒に生きていきたいとおっしゃったご主人、その時、Hさんはきっと複雑な感情を体験されたことでしょう。そのような感情のからみ合いを、以前からやっておられた座禅、写経、読経などで修め、耐えがたい苦しみをよく受け入れがんばられたものだと敬服いたします。仏典に「身の上に迫る生と老と病と死と、愁い、悲しみ、苦しみ、悩みを離れたいと望んで道を求める。これが芯である」という教えがありますが、Hさんの場合は、日ごろから座禅、写経、読経などを通じて修めてこられたことが、さまざまな苦しみや悩みを静めてくれたのではないかと感じました。

しかし、Hさんは、実際には、ご夫婦間の感情のからみ合いを座禅や読経だけでおさめることは無理であり、精神科のカウンセリングを受け、信頼する知人・友人にも感情を吐露したと言っておられます。それも、とても自然なことではないかと思います。それでよかったのではないかと思います。私がHさんの立場だったら、Hさんが体験されたご夫婦間のからみ合いを、座禅や写経などの方法だけでおさめてしまうことには、とてもできないような気もいたしました。やはり、現実を生きております私たちにとって、時には、生身の人間が味わう感情を吐露することも必要ではないかと思います

三十八年間ともに生きてこられたご主人への愛情や信頼感も真実であり、同時にその愛情に比例した悲しみ、切なさ、怒り、嫉妬などの感情も自然なものではないかと思います。その両者を体験することによって、離婚なさったご主人に対して、また新たな感情を自覚なさるのではないでしょうか。

今では、良寛和尚の「裏を見せ表を見せて散るもみじ」に心が和みます、とおっしゃっていましたが、その言葉になんだかほっといたしました。今後もご自身の生の感情をありのままに見つめ、信頼されるご友人や医療者などと語り合い、聞き合い、受けとめ合い、支え合っていかれますことを心より願っております。今回、このような形で学びの機会を与えていただきましたことを心より感謝申し上げます。

引用文献

1）中村元・訳『ブッダの真理のことば 感興のことば』（岩波文庫、一九九一年、二七五、二七六頁）

2）小松千鶴・田宮仁『いのち・自然・看護 ～「いのち」観に関する一考察～』（飯田女子短期大学看護学科年報・第3号、二〇〇〇年、四八頁）

第8章

人間の「死」と仏教看護の実際

ここでは、人間のいのちの「生老病死」における「死」に焦点を当て、仏教看護の基本姿勢と実際について考えます。人間がこの世に生を受けるということの中に、すでに死が包含されており、人は生まれながらにして「死への存在」であるといえるでしょう。しかし、いつかは死すべき存在であるということをわかっていても、日常生活において、その死に自分の死を重ねて考える機会は少ないのではないでしょうか。人には人それぞれの寿命があるように、死の迎え方もさまざまです。そして、人の死にはいろんな苦しみが伴います。ここでは、死にゆく人やその家族、死後処置や死後のかかわりまでも視野に入れ、事例を通じて人間の「死」と仏教看護のかかわりについて考えます。

1 末期患者をかかえる家族への対応

1 家族に見放され末期を過ごす事例

Hさんは胃がん末期の六十六歳の男性患者です。肺にも転移があります。すでに退職し、年金生活を送っています。緩和ケア病棟に入院してきたときには、主治医から本人と家族に余命は一カ月くらいだろうと伝えられています。Hさんは、在宅療養を強く希望していましたが、妻も息子夫婦も自宅では面倒を見られないと拒否しています。入院後、家族がHさんの病室を訪れることはありませんでした。下着などの着替えが少なくなってきたこともあり、看護師がHさんに、「ご家族はいつ来られる予定ですか」と訊ねると、「多分、来ないだろう」という答えが返ってきました。「どうしてですか?」と聞くと、Hさんは、自分が今まで家庭を顧みない生活を送ってきたことなどについて話し始めました。
その話の内容は、結婚後あまり子どもの面倒をみなかったこと、子どもの進学や就職についての相談はすべて妻に任せきりであったこと、子どもたちに対して父親らしいことはあまりしてこなかったように思うこと、度重なる浮気をして妻を泣かせてきたこと、夜の帰宅も遅くよく飲み歩いていたこと、近所との付き合いや町内行事にかかわることはほとんど妻にやってもらってきたこと、子どもたちのために離婚こそしなかったけれど、五十代に入ってからは家庭内離婚の状態が続いていること、などでした。

二人の子どもはすでに結婚して、それぞれ家庭をもっています。長男夫婦は、Hさん夫婦と同じ家で生活し、長女は他県に嫁いでいます。Hさんは、二人の子どもたちも両親の様子を見て育ってきているせいか、父親よりも母親への信頼と愛情が強く、自分に対してはむしろ憎しみの感情のほうが強いように思う、と話しました。Hさんは、家族が看病を拒否することは自業自得であると感じているようです。しかし、受け持ち看護師との会話では、「このような状況下で家族に見放されて死んでいくことは辛く哀しいこと」、「最期に父親として、夫として、家族に対してできることをしたいこと」、「妻や子どもたちには一言詫びて死んでいきたいこと」、「せめて死んでいく時には、家族に傍にしてほしいこと」などを話しています。

◆「家族」とはどのような存在なのか

多くの人は、一生の間に家族の誰かを看取り、いつの日か家族の誰かから看取られることになります。『大辞泉』（小学館）には、「家族とは、夫婦とその血縁関係者を中心に構成され、共同生活の単位となる集団。近代家族では夫婦とその未婚の子からなる核家族が一般的形態」とあります。ところが、時代の流れの中でこのような家族の考え方、家族の形態や家族像、家族のつながりも少しずつ変化してきました。

家族看護学の領域では、「家族」を家族たらしめている特性を、①保育、教育（社会化）、保護、介護などのケア機能をもっている、②社会との密接な関係をもち、集団として、つねに変化し、発達し続けている、③役割や責任を分担し、不断の相互作用によって、家族間に人間関係を育成している、④結婚、血縁、同居を問わず、家族員であると自覚している人々の集団である、⑤健康問題における重要な集団であり、一つの援助の対象である[1]、としています。

末期医療の対象が患者本人とその家族であることを考えるならば、医療者は「家族」とはどのような存在であるのかについて、認識しておく必要があります。なぜならば、末期にある人の家族は、末期医療にかかわるチームメンバーとしての専門家ではありませんが、最期まで患者を支え続けるとても重要な存在だからです。また、看病する家族にもさまざまな苦しみやニーズが生じることがあり、ケアの対象になるからです。

家族観や家族像、その形態が変わってきたとはいえ、多くの家族は血縁によって結ばれ、生活を共にしている最も大切な人たちです。もちろん、血のつながらない者同士の家族もあるでしょう。さまざまな家族観、家族の形態があったとしても、多くの末期にある人にとって、家族は心理的、社会的、身体的、スピリチュアルな側面で支えてくれる身近な存在であることに変わりはありません。

2　家族に見放されて末期を過ごす患者と家族に対する仏教看護の基本姿勢とかかわり

(1)　仏教の教えにみる「死」とそのとらえ方

この章で取り上げているいずれの事例にもかかわることですが、最初に仏典『大パリニッバーナ経[2]』、『スッタニパータ[3]』、『ダンマパダ[4]』、『ウダーナヴァルガ[5]』にある「死」についての教えを少し拾ってみました。

「しかし、アーナンダよ、わたしはあらかじめこのように告げてはおかなかったか？――『愛《いと》しく気に入っているすべての人々とも、やがては、生別し、死別し、(死後には生存の場所を)異にするに至る』と。アーナンダよ、生じ、生存し、つくられ、壊滅する性質のものが、(実は)壊滅しないように、ということが、この世でどうして有り得ようか？　このような道理は存在しない(後略)」

(『大パリニッバーナ経』九四頁)

「さて、アーナンダよ。人間たるものが死ぬというのは、不思議なことではない(後略)」

(同右、四九頁)

「そこで尊師は修行者たちに告げられた。『さあ、修行者たちよ。わたしはいまお前たちに告げよう、――もろもろの事象は過ぎ去るものである。怠けることなく修行を完成なさい。久しからずして修業完成者は亡くなるだろう。これから三ヵ月過ぎたのちに、修業完成者は亡くなるだろう』と」

(同右、九六、九七頁)

「心の安住せるかくのごとき人にはすでに呼吸がなかった。欲を離れた聖者はやすらいに達して亡くなられたのである。ひるまぬ心をもって苦しみを耐え忍ばれた。あたかも燈火の消え失せるように、心が解脱したのである」
（同右、一六一頁）

「わが齢は熟した。わが余命はいくばくもない。汝らを捨てて、わたしは行くであろう。わたしは自己に帰依することをなしとげた。汝ら修行僧たちは、怠ることなく、よく気をつけて、よく戒めをたもて。その思いをよく定め統一して、おのが心をしっかりとまもれかし。この教説と戒律とにつとめはげむ人は、生れをくりかえす輪廻をすてて、苦しみも終滅するであろう」（同右、九七頁）

「つくられたものは実に無常であり、生じては滅びるきまりのものである。生じては滅びる。これら（つくられたもの）のやすらいが安楽である」
（同右、一六〇、一六一頁）

「この世における人々の命は、定まった相《すがた》なく、どれだけ生きられるか解《わか》らない。惨《いた》ましく、短くて、苦悩をともなっている」
（『スッタニパータ』五七四偈）

「生まれたものどもは、死を遁《のが》れる道がない。老《お》いに達しては、死ぬ。実に生あるものどもの定《さだ》めは、このとおりである」
（同右、五七五偈）

「熟した果実は早く落ちる。それと同じく、生まれた人々は、死なねばならぬ。かれらにはつねに死の怖《おそ》れがある」
（同右、五七六偈）

「死ぬよりも前に、妄執を離れ、過去にこだわることなく、現在においてもくよくよと思いめぐらすことがないならば、かれは（未来に関しても）特に思いわずらうことがない」（同右、八四九偈）

「『われらは、ここにあって死ぬはずのものである』と覚悟をしよう。——このことわりを他の人々は知っていない。しかし、このことわりを知る人々があれば、争いはしずまる」
（『ダンマパダ』六偈）

「すでに（人生の）旅路を終え、憂いをはなれ、あらゆることがらにくつろいで、あらゆる束縛の絆《きずな》をのがれた人には、悩みは存在しない」

（同右、九〇偈）

「『わたしは若い』と思っていても、死すべきはずの人間は、誰が（自分の）生命をあてにしていてよいだろうか？若い人々でも死んで行くのだ。――男でも女でも、次から次へと――。」

（『ウダーナヴァルガ』第一章　八偈）

「老いた人々も、若い人々も、その中間の人々も、順次に去って行く。――熟した果実が枝から落ちていくように。熟した果実がいつも落ちるおそれがあるように、生れた人はいつでも死ぬおそれがある」

（同右、一〇偈、一一偈）

これらの教えから、仏教における死のとらえ方をまとめることは、少し乱暴かもしれませんが、次のように整理をしてみました。

◆人の「死」は生命の自然な営みの一過程である

ブッダは弟子のアーナンダに向けて「人間たるものが死ぬというのは、不思議なことではない」と言っておられます。人間はこの世に生を受けた以上、必ず死を迎える存在です。人間がこの世に生を受けることのなかに、死が包含されており、生まれながらにして「死への存在である」ということをまずは素直に受けとめたいと思います。このことは、死を忌み嫌い、敵対視する姿勢から、「死は生命の自然な営みの一過程である」ということにあらためて気づかせてくれ、最期まで前向きに生きようとすることの大切さを教えてくれるように思います。

◇人間の寿命としての「死」はさまざまである

教えには、男も女も、老いた人々も、若い人々も、その中間の人々も順次に去って行くとあります。つまり、人はいつでも死ぬおそれがあり、個々人の寿命はさまざまであるということです。小さな幼児が病いや事故のために親よりも早く逝くことは、理不尽なことであり深い悲しみを伴うものですが、そのようなことも死の在りようとして受け入れなければならないということでしょう。生まれた人はいつでも死ぬおそれがあり、誰も自分の生命をあてにしてはいけないこと、そして、個々人の寿命としての死ぬとき、死に場所、死に方はさまざまであることを心に留めておきたいと思います。

◇人間は「死」を意識し、自覚できる存在である

修業完成者としてのブッダはご自身の死期を自覚され、それを周囲の者に予告しておられました。また、「われらは、ここにあって死ぬはずのものである』と覚悟をしようとあります。たいていの人は、ブッダのように自分の寿命や死に方などを予測することできないように思いますが、いつかは死すべき存在であることを意識し、自覚できる存在であるはずです。人間が避けて通ることのできない自身の死を意識し、自覚することによって、人は初めて、望ましい自分の「生死」の在りようを追求できるのではないでしょうか。また、「われらは、ここにあって死ぬはずのものである」ということわりを知ることによって、「争いがしずまる」とあります。争いの種類、大小、深刻さはさまざまでしょうが、家族間の争いもしずまるものと考えます。

◇「死」は苦しみの一つであり、怖れや苦悩が伴う

教えには「生まれた人々は、死なねばならぬ。かれらにはつねに死の怖《おそ》れがある」とあります。人間

は、死を意識し、自覚できたとしても、死は苦しみの一つであり、やはりつねに恐れや苦悩が伴います。死について考えることを避けて通っている場合は、日常生活においてもそれほど死を意識し、苦悩することはないのかもしれません。個人差もあると思いますが、自身が病いを得たり、愛する人や家族の死を通じて死を意識したり、天災や人災などによる多くの人の死を見聞きすることによって、人はあらためて死を考えさせられることが多いのではないでしょうか。とりわけ、看護者がかかわることになる予後不良の病いや難病を抱えている人、事故などで重症を負った人やその家族には、多かれ少なかれ、死に伴う怖れや苦悩があるものと考えていいでしょう。

◇人間は「死」に伴う苦しみを克服し、安らぎを得ることができる存在である

教えには「死ぬよりも前に、妄執を離れ、過去にこだわることなく、現在においてもくよくよと思いめぐらすことがないならば、かれは（未来に関しても）特に思いわずらうことがない」とあります。「未来に関しても」という言葉の中に、死・死後・来世も含めて考えるならば、心が煩悩や苦悩の束縛から解放されるならば、死に伴う苦しみを克服できる存在であると受けとめることができます。また、「すでに（人生の）旅路を終え、憂いをはなれ、あらゆることがらにくつろいで、あらゆる束縛の絆《きずな》をのがれた人には、悩みは存在しない」ともあります。人間は妄執に陥るがゆえにさまざまな苦悩が生じますが、そのとらわれを捨てればその迷いは消えるようです。

さらに、仏典には「真理が正しく説かれたときに、真理にしたがう人々は、渡りがたい死の領域を超えて、彼岸《かなたのきし》に至るであろう[6]」、「正しい知慧によって解脱《げだつ》して、やすらいに帰した人――そのような人の心は静かである。ことばも静かである。行いも静かである[7]」とあります。仏典に記されている「真理」、「正しい知慧」は、人々の死に伴う怖れや苦悩を解き放ち、心に静けさを与えてくれるものである

と受けとめたいと思います。

ところで「ニルヴァーナ」とは、解脱した安らぎの境地のことですが、教えには「安らぎに達するために、苦しみを終滅させるために、仏の説きたもうおだやかなことばは、実に諸々のことばのうちで最上のものである」[8]とあります。このことからも、仏教の教えは、われわれ人間を死に伴う苦しみから解放し、心に安らぎを与えてくれるものであると信じます。

(2) 仏教の教えにみる「家庭」「家族」とそのとらえ方

本事例への仏教看護のかかわりを考えるうえで、『和英対照仏教聖典』[9]にある、「家庭」「家族」「夫婦」などの在りように関するものと思われる教えを少し拾ってみました。

「家庭は心と心がもっとも近く触れあって住むところであるから、むつみあえば花園のように美しいが、もし心と心の調和を失うと、激しい波風を起こして、破滅をもたらすものである」
(四三三頁)

「心と心の食い違いは、まことに恐ろしい不幸をもたらすものである。わずかの誤解も、ついには大きな災いとなる。家庭の生活において、このことは特に注意をしなければならない」(四三七頁)

「人はだれでもその家計のことについては、専心に蟻《あり》のように励み、蜜蜂《みつばち》のように努めなければならない。いたずらに他人の力をたのみ、その施しを待ってはならない」
(同右)

「一つとして、『わがもの』というものはない。すべてはみな、ただ因縁によって、自分にきたものであり、しばらく預かっているだけのことである。だから、一つのものでも、大切にして粗末にしてはならない」
(四三九頁)

「夫の仕事に理解を持ってそれを助けてゆくように、自分も教養に心がけよう。夫の仕事を他人の仕事のように考えてそれに無責任であってはならない」（四四三頁）

「夫婦の道は、ただ都合によって一緒になったのではなく、また肉体が一つ所に住むだけで果たされるものでもない。夫婦はともに、一つの教えによって心を養うようにしなければならない」（四四五頁）

「家庭の真の意義は、相たずさえて道に進むところにある」（四五五頁）

「たださとりの道だけが、永久《とこしえ》にこわれない宝である。強い者も病に犯され、若い者も老いに破れ、生は死に脅《おびや》かされる。また愛する者と離れて、恨みある人と一緒にいなければならないこともあり、そして求めることも、とかく思うようにならない。これが世のならわしである」（四五一頁）

「もし孤独のものや、牢獄《ろうごく》につながれている者、または病に悩む者など、さまざまな苦しみにある人びとを見たならば、すぐに彼らを安らかにしてあげるために、道理を説き聞かせ、その苦しみを救ってあげます」（四五三頁）

「社会とは、そこにまことの智慧が輝いて、互いに知り合い信じあって、和合する団体のことである。まことに、和合が社会や団体の生命であり、また真の意味である。（中略）まことの団体は（中略）、一つの心を心として生活し、その中からいろいろの功徳を生んでくるから、そこには平和があり、喜びがあり、満足があり、幸福がある」（四七九、四八一頁）

「恨みはもとより恨みによって静まるものではなく、恨みを忘れることによってのみ静まる」（四九三頁）

「互いに和らぎむつみあって争うことなく、同信の人とともに住む幸せを喜び、慈しみ交わり、人びとの心と一つになるように努めなければならない」（四八五頁）

◆教えから学ぶこと

仏典にはここに引用した教え以外にも、家庭・社会・男女間・夫婦間・親子間などに関する倫理的な事がら、教えが数多く説かれています。たとえば、最初に引用した教えには、「家庭は心と心がもっとも近く触れあって住むところであるから、むつみあえば花園のように美しいが、もし心と心の調和を失うと、激しい波風を起こして、破滅をもたらすものである」とありますが、具体的にどのようなことが家庭に破滅をもたらすのかについてもいろいろ記されています。たとえば、「女に溺《おぼ》れ、酒にひたり、賭博《とばく》に耽《ふけ》り、得《う》るにしたがって得《え》たものをその度《たび》ごとに失う人がいる、――これは破滅への門である」、「おのが妻に満足せず、遊女と交《まじ》わり、他人の妻に交わる、――これは破滅への門である[10]」などとあります。インド仏教最初期の時代も現代も、同じようなことが原因となって、家庭にさまざまな波風や問題を起こしているようです。このように、いろいろな因や縁が家庭における家族、夫婦、親子間に影響し合い、破滅をもたらすことがわかります。すでに生じてしまった問題は、その因や縁を明らかにすることにより、解決に向けていくことも可能だと考えられます。

また、家庭の真の意義は、相たずさえて道に進むところにある、とありますが、真の家庭、環境、家族関係を維持するためには、道徳、道理などを基としてお互いに努力し合うことが大切なようです。教えには、妻は夫の仕事に理解を持ち、他人の仕事のように考えてそれに無責任であってはならないとあります。夫婦には、それぞれの役割、責任がありますが、それらに対してもお互いに無関心であってはいけないことを学ぶことができます。

家庭も社会における小集団（団体）であると考えるならば、その家庭に平和、喜び、満足、幸福があるためには、その構成員である家族が共に大切にしたいものを基として生活し、たとえ波風が立つような問題が起きた場合でもいつまでも恨みごとをいわず、上手にそれらを忘れていくことも必要なことのようです。

（3）家族に見放されて末期を過ごす患者と家族に対する仏教看護の基本姿勢とかかわり

仏教の教えを振り返りながら、家族に見放されて末期を過ごすHさんとその家族に対する仏教看護の基本姿勢やかかわりについて考えてみたいと思います。

◆まずは、Hさんの人生に深く耳を傾け見守る

家族から在宅療養を拒否され、見舞いにも来てもらえないHさんは、その理由について看護師に話していますが、そこで語られていない問題も他にあるかもしれません。語られた内容からは、確かに家族の条件を満たしてきたとは言いがたい面があります。そこには、家族に対する責任の放棄や心理的な暴力もあるようです。しかし、一方的にHさんにのみ原因や非があり、現在のような家族関係を生じさせたとは言いがたい面もあるのではないかと思われます。すべてのものが、縁によって生じ、縁によって滅びるのは永遠不変の道理です。Hさんの場合も、家族員相互の縁のかかわり、関係のなかで生じた結果であると考えられます。おそらく、妻や子どもの言動も時には因や縁としてHさんの態度・行動に影響を与えてきたことでしょう。

しかし、人は縁あって人と結ばれ、家族になります。たとえHさんの結婚後の生活や家族に対するかかわり、態度に問題があったとしても、余命一カ月といわれている現在、明らかに、家族に対するニーズがあることがわかります。それは家族間との和解です。仏教看護では、死にゆく人の心にこだわりやわだかまりがなく、言い残しやし残しがなく、この世に未練を残さず、安らかな境地で死を迎えられることをめざしています。言葉を換えれば、最期の瞬間に無念さがなく、「これでよい」といえるような

心境といえばいいでしょうか。もしもHさんが家族の見舞いのないまま、ひとりで息を引き取るようなことになれば、最期の瞬間に無念さ、後悔、心残りが生じるかもしれません。

Hさんの場合、具体的には、限られた時間のなかで、今までの家族に対する態度を反省し、家族にそのことを告げて詫び、夫として、父親としてできることをし、家族と和解をし、家族に看取られて死を迎えることを望んでいます。このことが実現できるように看護の目標に挙げることは必要だと思いますが、まずは、「自業自得である」と感じているHさんの気持ちをしっかりと受けとめ、Hさんの人生に深く耳を傾けて、しばらく見守ることが大切なのではないかと思います。

たとえば、度重なる浮気、家庭内離婚のこと、奥さんや子どもとの喧嘩の原因、楽しかったこと、仕事のこと、両親についての思い出など、Hさんが今までの人生を回顧・反省し、その思いの丈を語れる環境、状況を整えることが大切です。そのことによって、家族関係に潜んでいる感情的な問題が浮かびあがってくるかもしれません。そこで初めて、「自業自得だ」というHさんの言葉が本当のものになります。看護者がHさんと家族の人生を客観的に見渡しながら、Hさんの人生に深く耳を傾け、喜怒哀楽を共にすることが、もしかしたらHさんが本当に求めていたことだったのかもしれません。そのような過程を経ながら、それでもHさんの家族に対する思いが変わらないようであれば、次の手段を考えることが必要となります。

◆Hさんと家族間に和解がもたらされるようにかかわる

Hさんの人生に深く耳を傾けかかわる中で、「自業自得だ」という家族に対する思いが変わらないようであれば、その気持ちを家族に伝えてもらうのがいいのではないかと思います。その場合、一つにはHさんが家族に電話をして一度病院に来てもらい話をしたいと率直に伝える方法が考えられます。二つには、Hさんが今の気持ちを手紙に書いて家族に送る方法があります。三つには、病棟のほうから、家族に電話をして一度病院に来てもらい、Hさんの病状、予後、家族に対する現在の思い、家族に対して希望していることなどを話してみることが考えられます。その場合は、家族がHさんに直接会う場合と、そのまま会わずに帰る場合が考えられます。まずは、Hさんの希望を聞いてみるのがいいでしょう。

いずれにしても、今のHさんの病状、予後、家族への思いや希望をきちんと家族に伝えることが必要だと思います。もちろん、家族がそれに対してどのように反応し、応えるかは家族の自由であることが前提となります。また、Hさんの訴えや希望に看護者側が感情移入してしまって、Hさんの家族に対する思いをかなえるために安易に具体的な仲介行動に走ってしまわないように気をつける必要があります。それはHさんの思い描く「よき死」のために家族に協力を強いることになり、感情的な面において負担をかけることになりかねないからです。また、看護者側は家族のHさんに対する正直な気持ち、看取りに向けての希望、最期のときに立ち会うことへの思い、亡くなった場合の連絡先・方法などについても聞いておくことが必要でしょう。

◆家族から拒否され続けられた場合のかかわりを考える

Hさんと家族間に和解がもたらされるようにかかわったとしても、Hさんと家族との関係がこじれすぎてしまっている場合には、解決することは無理かもしれません。もしも家族から拒否され続け、許してもらえなかったとしたならば、家族から見捨てられたHさんにしっかりと寄り添って、Hさんの感情に耳を傾け、最期まで見守りケアをすることが求められます。

私たちは、基本的には家族に見守られたよき死を思い描きます。たとえそれまで、家族との間に何らかの問題があったとしても、死を迎える末期にある病人に対しては、その人の望みを優先したケアをめざします。つまり、家族とのそれまでの問題が解決され、和解がもたらされ、結末を迎えるという理想の看取りを思い描きます。しかし、現実においては、決してそうした理想的なものばかりではありません。長年の家族間のかかわりの中で、積み重ねられてきた人間関係や問題は、第三者が入って簡単に解決できるものばかりではないからです。Hさんの事例のような家庭崩壊の場合においても、夫妻がそれまで育ってきた定位家族における親子関係において、人生の基盤がしっかりと形成されていなかった可能性もあります。したがって、生殖家族の家族員から拒否され、人生を終えようとしているHさんに対しては、Hさんの今までの人生の振りかえりに寄り添い、耳を傾けて聴くことを大切にしたいと思います。

ただし、仏教の教えを通じてわかることは、家族の中でどのような問題があったとしても、正しさの規準、物事の道理、真実が共有される場合には、それまでの問題が解決し、和解がもたらされることがあり得るということです。このことは希望をもたらしますが、Hさんと家族とのかかわりを通じてこれを実現していくことは、厳しい状況にあるように思います。なぜならば、十五年以上も家庭内で別居生活を続け、余命一カ月といわれているHさんの看取りを家族は拒否しているからです。このような状況下において家族全員が価値観を共にするということは難しいことのように思います。Hさんの家の菩提寺がわかれば、その寺のご住職に介入してもらうことも考えられますが、家族の信仰や宗教に対する考え方いかんによっては、あまり効果的ではないかもしれません。

もしも、Hさんが家族から拒否され続けるという状況下で最期を迎えることになるのであれば、医療・看護者は家族に成り代ることはできませんが、Hさんの感情に耳を傾け、傍らに寄り添い、身体的苦痛の緩和に努め、基本的なケアをきちんと実施することがその役割を果たすことになるのではないかと思います。危篤・臨終・死後の処置においても然りです。Hさんの容態については、家族に連絡を取りながら看護が進められると思いますが、それでも家族の見舞いがない場合には、亡くなったときにHさんに着せる衣装、葬儀社への連絡先のことなど、家族の意向を確認しておくことも必要かもしれません。

最近では、主な葬儀の種類の一つに直葬というのがあります。直葬とは葬儀そのものが省略され、病院から、火葬場に直にご遺体が送られる葬儀のことです。火葬炉の前で僧侶に読経してもらうこともできるようですが、場合によっては、Hさんの家族が直葬を希望されることもあるかもしれません。そのような場合にも、霊安室におけるHさんのご遺体にきちんと寄り添える看護者であることを大事にしたいものです。

引用文献

1)鈴木和子、渡辺裕子著『家族看護学』(日本看護協会出版会、第三版、二〇〇六年、一三頁)
2)中村元・訳『ブッダ最後の旅 大パリニッバーナ経』(ワイド版岩波文庫、二〇〇一年)
3)中村元・訳『ブッダのことば スッタニパータ』(ワイド版岩波文庫、一九九四年)
4)中村元・訳『ブッダの真理のことば 感興のことば』(岩波文庫、一九九一年)
5)同右
6)同右、二二頁
7)同右、二三頁、二四頁
8)中村元・訳『ブッダのことば スッタニパータ』(ワイド版岩波文庫、一九九四年、四五四偈)
9)『和英対照仏教聖典』(仏教伝道協会、二〇〇〇年)

10）中村元・訳『ブッダのことば スッタニパータ』（ワイド版岩波文庫、一九九四年、一〇六、一〇八偈）

2　突然、大切な人を亡くした家族への対応

1　救急車で病院に搬送され、救命救急センターで亡くなった事例

某女子大学に在籍するKさん（十九歳）は、大学から自宅への帰宅途中に交通事故に遭遇し、致死的外傷でT大学附属病院の救命救急センターに搬送されました。脳挫傷と大腿骨骨折を認めました。センターに駆けつけてきた母親と兄は、変わり果てたKさんの姿に戸惑い、混乱していました。処置が行われる中、しばらくして、父親も駆けつけ、Kさんの状態を見守っていました。蘇生処置が続けられましたが、医師から家族に、Kさんが心肺停止状態にあること、これ以上蘇生を試みても回復は見込めないことが伝えられました。すぐに家族はKさんに面会し、その変わり果てた姿に戸惑い、混乱しました。特に、母親の混乱振りは激しく、夫と息子に両脇を抱えられても立っていることができないような状態でした。母親が落ち着きを取り戻せるまでベッドに寝かし、しばらく様子をみることになりました。

父親もしばらくは、茫然自失の状態で息子と一緒に亡くなったKさんの傍に付き添い、娘の手を握っていました。その後、医師から詳しくKさんのけがの状態と経過が話されました。その折、父親からは、「大学に入ったばかりの娘がなぜ親よりも先に逝かねばならないのか、なぜうちの娘が…」というつぶやきとともに、Kさんが息を引き取る際に傍に居てやれなかったことが悔やまれること、言葉を交わすことなくKさんが逝ってしまったことが無念であることなどの言葉が聞かれました。説明をしていた医師も、傍にいた看護師も、どのような言葉がけをすればいいのか戸惑いを感じたそうです。家族

は、それ以上、医師に質問をすることもなく、最後に「お世話になりました」と述べた後、面談室を退室されました。その後、看護師の手によって死後の処置が行われ、病院での諸手続きをした後、ご遺体と共に帰宅されました。

◆突然死、不慮の死

人には人それぞれの死に方があり、いろんなことが原因で死に至ります。死の原因からみた場合、たとえば、「病死」「老衰死」「事故死」「自殺」「他殺」「餓死」「戦死」「刑死」などがあります。一般的には病死や老衰死を「平常死」または「内因死」といい、その他の死は「横死」あるいは「外因死」というようです。横死とは、殺害されたり、災禍などによる不慮の死や非業の死のことです。不慮の死の場合も、その状況から「交通事故死」「窒息死」「爆死」「溺死」「遭難死」「凍死」「轢死」「圧死」「失血死」「ショック死」「射殺」「転落死」「墜落死」「焼死」「医療事故死」「医療過誤死」などの言葉が使われます。

多くの人の死は、いわゆる平常死によるものですが、Kさんの場合は交通事故死であり、いわゆる横死といってもいいでしょう。二〇〇七年の主要死因別にみた死亡数・率では、不慮の事故による死亡数は三万七九六六人で死因順位の第五位となっており、死亡総数の三・四%を占めています（『国民衛生の動向』二〇〇九年）。このことからも不慮の事故による死は決して他人事ではなく誰にでも起こり得ることであり、看護者もKさんのような事例に遭遇する機会は少なくないでしょう。

◆ある日突然、愛する家族の一員を失うということ

不慮の事故や病気による急死などによって、突然、家族の一員を失った人たちの悲嘆からの立ち直り

はとても難しいようです。一九八五年に日航のジャンボジェット機が御巣鷹山に墜落し、五二〇人もの犠牲者が出ました。その事故の四年後に、二八〇遺族に対してアンケート調査が実施され、その結果がある雑誌に掲載されました。それによれば、「悲しみは日毎に薄れるものではない」「今でも忘れるために薬と酒に頼っている」「いつの日か、生きていてよかったと思えるときがくるのだろうか」「私自身死んだも同然である」「体重があっという間に一〇キロ減ってしまった」「あっという間に白髪になってしまった」などと、全体の八〇%近い方が心身の不調を訴えています。特に不眠、胃炎、胃潰瘍などの病的症状をきたす人が多く、なかには病死や自殺をした人もいます[1)]。

また、二〇〇五年四月に起きたJR福知山線脱線事故から三年目に、読売新聞が遺族と負傷者を対象に実施したアンケート調査では、心身の状態について、「回復した」と答えたのは一五%だけで、三八%は「やや回復したが変調は残る」、二一%が「回復していない」、二〇%が「むしろひどくなった」と答えています[2)]。つまり、回答した遺族の八割以上がその時点においても心身の変調を訴えていることがわかります。また四年目に行われた同様の調査でも、変調が残る、回復せず、むしろひどくなったという人が全体の八割です。

このように突然に愛する家族の一員を失った遺族は、受けたショックが大きく家族の死を受け入れるまでに時間がかかったり、心身の不調が続いたり、自分を責めたりするなど多くの問題を抱えていることがわかります。年月がたっても心の傷はたやすくは消えないようです。愛する娘を、突然に交通事故で失ってしまったKさんの家族にとっても、そのショックは計り知れないものがあります。このような形でKさんと死別した家族には、病的な悲嘆が生じる可能性もあります。そのためにも、看護者は、突然死や不慮の死が、その家族や周囲に与える影響についての知識をもっているとともに、残された家族への対応やかかわり、ケアを実践するための技術も具えていなければなりません。

救急車で搬送され、そのまま亡くなるようなケースに対しては、死亡退院後にその家族へ継続してかかわることには限界があるでしょう。しかし、看護の対象は患者本人とその家族です。たとえ限られた時間のなかでのかかわりであったとしても、残された家族が一日も早く心身の不調から回復し、日常生活、社会生活に戻れることを視野に入れて、家族に対応することが求められます。Ｋさんの家族からも、Ｋさんが息を引き取る際に傍に居てやれなかったこと、言葉を交わすことなくＫさんが逝ってしまったことへの悔恨と無念さが感じられます。仏教看護では、どのような考え方のもと、Ｋさんの臨終、Ｋさんの家族への言葉がけや対応をすればよかったのでしょうか。

2　突然、大切な人を亡くした家族への仏教看護の基本姿勢とかかわり

(1) 仏教の教えにみる突然死

◆突然死も「生命の自然」の一過程である

仏教の教えにみる「死」とそのとらえ方についてはすでに事例1のところで取り上げました。教えから、この世における人々の生命は、定まったものではなくどれだけ生きられるかわからないこと、死は性別・年齢を問わず訪れるものであり、人間はいつでも死ぬおそれがあること、したがって若い人々でも死んでいくこと、などを取り上げたかと思います。また、「生死一如」「無常迅速」という仏教用語もあります。生と死はつねに表裏一体であり、人の生命はいつ亡くなるかわかりません。したがって、人間誰しも、自分の生命をあてにはできないものであり、寿命としての死ぬとき、死に方、死に場所はさまざまであることをまず受けとめなければならないと思います。「生老病死」が生命の自然な営みの過程であるとするならば、過酷な言い方かもしれませんが、突然死も「死」であるという意味合いにおい

ては「生命の自然」の一過程であると考えられます。

交通事故による突然死には、いわゆる因と縁が関係しています。Kさんの場合、直接的な死因は、交通事故による脳挫傷ということになるかと思います。また、交通事故自体の因や縁としては、事例の記述からはその状況が定かにわかりませんが、さまざまな要因が考えられます。たとえば運転する人の信号無視、スピード違反などの過失、被害者側の過失、あるいは双方共に過失がないのにある状況に巻き込まれてしまった結果によるものなど、直接的な因や、さまざまな条件としての縁が考えられます。交通事故による突然死は、何らかの過失があって起きることが多いと思いますが、時には、自然災害など、どうしても避けられない不慮の事故に伴う突然死もあります。もちろん、人為的な過失による突然死の場合は、加害者は法的に裁かれ刑を受けることになります。

◆突然死は残された家族に深い悲しみと苦しみをもたらす

私たちは死を意識し、自覚できたとしても、やはり死は苦しみの一つであり、つねに恐れや苦悩を伴うものです。眠るように亡くなっていった高齢者の死のように、残される家族が「大往生でした」と周囲に伝えられるような、死の迎え方もありますが、とりわけ、不慮の事故による突然死は、残された家族に深い悲しみと苦しみをもたらすものです。仏典『スッタニパータ』[3]に、人の死に対する教えに関連してこのような記述があります。

「見よ。見まもっている親族がとめどなく悲嘆にくれているのに、人は屠所《としょ》に引かれる牛のように、一人ずつ、連れ去られる」 （五八〇偈）

「泣き悲しんでは、心の安らぎは得られない。ただかれにはますます苦しみが生じ、身体がやつれる

だけである」（五八四偈）

「みずから自己を害《そこな》いながら、身は瘠《や》せて醜《みにく》くなる。そうしたからとて、死んだ人々はどうにもならない。嘆き悲しむのは無益である」（五八五偈）

「人が悲しむのをやめないならば、ますます苦悩を受けることになる。亡くなった人のことを嘆くならば、悲しみに捕《とら》われてしまったのだ」（五八六偈）

これらの教えから、いつの時代にも人の死は遺されたものに深い悲しみをもたらし、心身ともに望ましくない影響を与えることがわかります。若い人の突然死、逆縁死はなおさらのことでしょう。また、日本人の場合は、臨終に立ち会うことをとても大切にします。Kさんのように蘇生処置が行われている状況下での死、言葉も交わすことなく突然の別れを強いられるような現実は、その家族に大きな悲しみをもたらすことでしょう。先に取り上げた日航のジャンボジェット機墜落事故やJR福知山線脱線事故で亡くなった方の遺族に対するアンケート調査からも、不慮の事故に伴う残された家族の立ち直りには時間がかかるとともに、さまざまな問題と苦しみをもたらしていることがわかります。

◆突然死に対する家族の反応はさまざまである

かつて、飯塚訓氏の著書『墜落遺体　御巣鷹山の日航機123便』（講談社）、『墜落現場　遺され人たち─御巣鷹山の日航機123便の真実』（講談社＋α文庫）を読みました。先にもこの関連の事故については取り上げましたが、前者は、一九八五年に日本航空機が御巣鷹山に墜落したとき、刑事官であった飯塚氏が身元確認班長としてかかわった当時の状況を、事故から十三年目に一つの記録として著わしたものです。後者は事故から二十年後に、残された遺族たちのその後や筆者とのかかわりなどについて書かれた本です。飯塚氏は愛する肉親を失った数千人の遺族の究極の悲しみの場に立ち会い、その時の状況を克明に記しています。あまりにもリアルで凄惨な状況の記述に衝撃を受けました。同時に、不慮の事故で大切な人を突然に失った家族の状況や反応について深く考えさせられました。

本の内容から、遺体を収容した体育館には、大切な人を一瞬にして失ったという極度の悲しみが充満し、大事な人を奪い去られたという激しい怒りと荒廃があったことが如実に伝わってきました。大切な人を「突然死」という形で失った家族の反応にも、共通性と個別性があるようでしたが、やはり、そこには百人百様の家族の反応があり、不慮の事故による突然死は、率直にそれを回避したいと思わせる内容でした。飯塚氏も、愛する人を失うという悲しみが、万人共通でありながら、その表現のしかたは大きく異なることを痛感されたようです。

仏典には、人の性質に関する興味深い記述があります。たとえば、「人の性質は、ちょうど入口のわからない薮《やぶ》のようにわかりにくい[4]」ことを前提として、このわかりにくい性質を何種類にも分類しています。それらの教えからは、同じ状況下にあっても、物事に対する個々人の受けとめ方、感じ方、反応の仕方が異なり、人間関係の在りようも違ってくることがわかります。つまり、突然死という現実に遭遇した場合にも、その現実にきちんと対峙し受け入れようとする反応を示す人もあれば、何年たっても怒りが治まらず、悲しみの感情から解き放たれることのない人もいるということになります。いずれもその人にとっての自然な反応です。

仏教の教えには、「ここにあって死ぬはずのものである」ということわりを知るとき、争いが静まるとあります。心の葛藤、怒り、憎しみなどの感情も静まる場合があるのではないかと思われます。しかし、現実においては、不慮の事故によって大切な人を突然に失った遺族にとって、そんなに簡単に心の静けさを取り戻すことはできないでしょう。むしろ、悲しみや怒りの感情は、自然な悲嘆の一過程として受けとめることができます。

ただし、平生から「私たち人間は、いつか死ぬはずのものである」ということわりにきちんと向き合い、自身の生死観を育んでいる人であるならば、突然死によって大切な人を失ったとしても、激しい怒りや感情の爆発、不眠、社会からの引きこもり、うつ状態、自殺念慮などの複雑な悲嘆反応や病的な悲嘆過程を回避し、自然な悲嘆過程を経て、新たな生活を再建していくことができるのではないかと思います。

◇人間は「突然死」に伴う苦しみをも克服できる存在である

教えには、「すでに（人生の）旅路を終え、憂いをはなれ、あらゆることがらにくつろいで、あらゆる束縛の絆《きずな》をのがれた人には、悩みは存在しない」[5]とありますが、「人生の旅路を終え…」とは到底考えられないような年齢、状況下で突然死を迎える人もあることでしょう。そのような状況下で亡くなった方の心のうちは誰も知る由はありませんが、本人および遺された家族共に、深い悲しみ、苦悩が伴うことは想像に難くありません。では、人（遺された人）はそのような突然死に伴う苦しみを克服できる存在なのか、と問われれば、「そのような可能性をもった存在である」と答えたいと思います。

仏典『スッタニパータ』[6]には、人の死に対して苦悩する人に向けて「己が悲嘆と愛執と憂いとを除《のぞ》け。己《おの》が楽しみを求める人は、己が（煩悩《ぼんのう》の）矢を抜くべし。（煩悩の）矢を抜き去って、こだわることなく、心の安らぎを得たならば、あらゆる悲しみを超越して、悲しみなき者となり、安らぎに帰する」（五九二、五九三偈）とあります。悲嘆と愛執と憂いという煩悩の矢を抜き去ることにより、あらゆる悲しみを超越できるようです。それをどうやって抜き去ればいいのかということになりますが、たとえば、教えには「だから〈尊敬さるべき人〉の教えを聞いて、人が死んで亡くなったのを見ては、『かれはもうわたしの力の及ばぬものなのだ』とさとって、嘆き悲しみを去れ」（五九〇偈）とあります。ここでいう「尊敬されるべき人」とは、ブッダのことであり、つまり、ブッダの教えに触れることにより煩悩の矢を抜き去ることができると考えられます。

いずれにしても、突然死は誰もが避けて通りたいものですが、自分にはそれが絶対に起こり得ないとはいえません。そうであるとするならば、この教えは私たちに希望を与えてくれるように思います。

また、教えには「死ぬよりも前に、妄執を離れ、過去にこだわることなく、現在においてもよくよと思いめぐらすことがないならば、かれは（未来に関しても）特に思いわずらうことがない[7]」とあります。平生から、この教えにあるような生き方、心の在りようを維持することができるならば、万が一、未来おいて突然死の縁を得てしまうことになっても、その現実に対峙し、克服できる存在であると考えます。突然死の縁を得てしまう本人も、その家族も、その現実を受け入れられる可能性があると考えていいでしょう。仏典に記されている教えが人々の死に伴う怖れや苦悩を解き放ち、心に静けさを与えてくれるものであると受けとめたいと思います。

先にも取り上げましたが、私たち人間が「いつか死ぬはずのものである」ということわりに対峙させられるとき、人の心には大きな変化がもたらされるようです。飯塚氏の本の中で、とても印象に残っていることがあります。それは、その事故にかかわった医師、看護師、警察官たちが、一様に「人生観が、変わった」「価値観が、変わった」と言われたことです。独身の歯科医師は「のほほんと育って、のほほんと大学を出て、歯科医師になっていままで来ちゃったけど、あの事故で、何十年分の人生模様とか、人間の究極の悲しみ、そして、人間愛というものを一度に体験させてもらった」と言い、ある医師は「生きていることの重要性や、責任みたいなものを感じた。いままでは自分が死ぬということについて真剣に考えたことはなかった[8]」と言われたそうです。どのようなきっかけであったとしても、「いつか人は死ぬはずのものである」ということを自身の死に重ねて考えることのできた人は、どのような死に方であったとしてもその心は静かであり得るのではないでしょうか。

(2) 突然、大切な人を亡くした家族への仏教看護の基本姿勢とかかわり

◆Kさんの家族が混乱を通過していけるように見守る

大切な人を失ったKさんの家族が、悲嘆のプロセスをきちんと歩いてゆけることを念頭に置いてかかわることが大事だと思います。病院の救命救急センターで亡くなり、そのまま帰宅される患者の家族に対しては、医療者がかかわれる場面と時間はかなり限定されたものですが、大切な人を失った悲しみ、怒りの感情などを周囲の者は静かに受けとめ見守ることが求められます。そこから、Kさん家族は悲嘆のプロセスを一歩一歩ていねいに歩いてゆくことができるように思います。

交通事故で死に至るような大けがを負い、変わり果てた娘の姿を目にしたKさんの母親が混乱し取り乱すことは自然なことです。多分、大きな心の傷となることでしょう。注意しながら十分に混乱を通過してゆけるように見守ることが大切だと思います。父親もしばらくは、茫然自失の状態にあり、「大学に入ったばかりの娘がなぜ親よりも先に逝かねばならないのか、なぜうちの娘が…」という言葉を口にされました。このような不条理な現実を受け入れがたい状況から発せられる怒りの表現に対しては、「本当にお辛いですね」と言葉をかけ、Kさんが息を引き取る際に傍に居てやれなかったことや言葉を交わすことができなかった無念さに対しては、「もし言葉を交わすことができたとしたら、どのような言葉をかけて差し上げたかったのですか?」と踏み込んで尋ねてみることなどもできるのではないでしょうか。その時の家族それぞれの率直な感情を表現できるような配慮が望ましいように思います。

◇死後の処置からご遺体の帰宅に向けてのかかわり

死後の処置はセンター内で実施することになるかと思われますが、このような状況下での死後の処置は看護師だけでするのが望ましいようにも思います。Kさんの母親の状況から見ても、一緒に処置の一部をしてもらうことは厳しいように思われるからです。ただし、処置の前に家族に対して、「これからKさんのお顔や身体をきれいにさせていただきます」と声をかけることは大事だと思います。

しかし、Kさんのけがに対する医療処置後の顔面や頭部の状態、また、家族の様子、家族との会話や状況から判断して、場合によっては、Kさんに語りかけながら死に化粧などを一緒にしてもらうことが、その後の家族の悲嘆からの立ち直りによい影響を与えることがあるかもしれません。なぜならば、Kさんが息を引き取る際に傍に居てやれなかったこと、言葉を交わすことなくKさんが逝ってしまったことへの悔恨と無念さが家族の側にあるように思われるからです。死後の処置が終わり、家族がご遺体と再び対面して帰宅するまでの時間は大切ですが、場合によっては、処置を一緒にするという時間も大切な時間に組み入れたほうがいい場合もあるかもしれません。

家族によっては、平生からお互いの生死観を育むような会話を交わしている人たちもおられることでしょう。そのような状況を看護者が家族とのやり取りや態度から判断することは難しいことかもしれませんが、突然死の場合においても、死に化粧や死後の処置をする際に、家族に声をかけ、一緒に実施することもあり得るように思います。

また、家族がどんなに取り乱し、泣き崩れて遺体にすがることがあっても、それが自然にできるような雰囲気が大切です。これから家族それぞれが辿るであろうと思われる悲嘆の過程において、心に浮かんでくる感情はいずれも大切なものです。その過程が複雑な悲嘆過程や、病的な悲歎過程にならないことを念頭に入れつつ、家族の相談に応じられる環境を提供することも大事でしょう。たとえば、そのような家族のために、病院が遺族会などの形でグリーフケアの活動を準備しておくことも大切でしょうし、そのような活動を展開している地域の団体などを紹介することも役立つのではないかと思います。

本来、葬式や法事は、こうした家族の悲嘆の過程を助けるための慣習でした。最近では、寺院や教会において、僧侶や牧師がこうしたグリーフケアについて研究したり、相談に応じたり、場を提供したりしています。医療者側も、それらに関するいろんな情報を収集し、家族に提供できるようにしておくことも大切です。突然死で大切な人を失った家族に対しての仏教看護のかかわりは、具体的にはいわゆる科学的看護と大きく異なるものではありませんが、仏教の教えにみる「死」や「突然死」に対する考え方を念頭に入れ、個々人の生死観を育みつつかかわることが大切だと思います。

引用文献

1)池田恵理子「突然死による悲嘆—ジャーナリズムでの経験から」(『ターミナルケア』第一巻、第六号、一九九一年、四〇〇頁)

2)二〇〇八年四月二十一日(月)の読売新聞(朝刊)に掲載された記事より引用。

3)中村元・訳『ブッダのことば　スッタニパータ』(ワイド版岩波文庫、一九九四年)

4)『和英対照仏教聖典』(仏教伝道協会、二〇〇〇年、一七五〜一七七頁)

5)中村元・訳『ブッダ真理のことば 感興のことは』(岩波文庫、一九九一年、二三頁)

6)中村元・訳『ブッダのことば スッタニパータ』(ワイド版岩波文庫、一九九四年)

7)同右、八四九偈

8)飯塚訓著『墜落遺体御巣鷹山の日航機123便』(講談社、一九九八年、二六〇頁)

3 死後のケアと家族への対応

1 死後のケアに対する患者家族の意向と医師の手記から

『ケアとしての死化粧　エンゼルメイク研究会からの提案』という本の中で取り上げられていた事例やエッセイを通じて、死後処置、死に化粧などの死後のケアについて考えてみたいと思います。本の中に次のような事例報告があります。要約して引用したいと思います。

「脳出血で父親を亡くされた中学生の息子さんが、お姉さん、母親と共にエンゼルメイクに参加しました。患者さんは突然の発症で病院に救急搬送されましたがかなり重症状態で、入院から数日後に亡くなりました。ご家族の皆さんはベッドを囲むように病室に入られ、息子さんは枕元に位置し看護師が実施するエンゼルメイクを見ていました。すると口紅をつけた直後、『お父さんの唇の色はもっと赤い色だよ。これでは茶色すぎる』と息子さんが言ったそうです。看護師は息子さんの気持ちを察しながら何回も何回もやり直しました。十五分ほど経過したとき、『この色だ。お父さんの唇の色はこの色だ』と言い、とても明るい表情になり喜んだそうです。また息子さんはその後、『お父さんはいつもぼさぼさの髪だったから、そのままぼさぼさにしておいてほしい』とも言われたそうです。退院時の装いは、奥様から『長年消防隊員として頑張って活躍してきたので、団員の制服を着せてください』というご要望があったそうです。かけがえのない父親の死に向き合った息子さんは、最期にお父さんらしい元気なお別れ顔に出会えたことで、これから長い人生の問いつも『元気だった頃の父の面影』を思い描いて生きていくことができるのではないかと確信します。また同時にそうあってほしいと念願しました[1)]」

同書には、「医師として感じるエンゼルメイクの意義」というエッセイも掲載されています。医師として、病理解剖の後、できるだけ遺体をきれいにしてお返ししようとしたことがきっかけになり、亡くなった患者さんのお化粧を手伝うようになったそうです。その文中に次のような件がありました。

「(前略) がんの末期などで亡くなると頬がこけているので、口の中へ綿を入れて膨らませたり、目がくぼんでいる時は眼瞼のウラに綿を入れたり、また、目が閉じない時はナイロンの糸で上下の眼瞼を2針程縫ったりもします。最後に口もとを上に引っ張ると、微笑んでいるような顔になります。こうして出来上がった顔を見ると、この患者さんが我々の行った医療に納得してくれているように見え、医療者の心が癒されるということを何度も経験しました。解剖の後、対面されたご家族は、必ず『わー』という感嘆の声の後に涙を流されます。それは、愛する人が亡くなったという悲しみの涙ではなく、きれいになって満足そうに眠っている故人の顔に気持ちを癒されたための安堵の涙なのです。死に顔の安らかさが、どんな言葉をかけるよりも、どれほど家族にとって大切かは、私自身も父を亡くしたと時に感じましたし、これまでの経緯からも確信しています (後略[2)])」

◆死後のケアの意義・現状・問題

「死後処置」に関する同義語、類義語、関連用語には「死後の処置」「死後ケア」「死後の整容」「エンゼルケア」「エンゼルメイク」「死に化粧」「死化粧《しげしょう》」「湯灌」などが使われています。それぞれの言葉の概念は、微妙に異なるものと思われます。また、定義から概念化を試みれば、その行為に対する主体、目的、対象、方法、場なども違うのかもしれません。いずれにしても、その目的はとても大事なものです。一般的には、亡くなった方の身体を清潔にし、死によって生じる外観の変化をできるだけ目立たないようにその人らしく整え、また病原菌の飛散を予防するなどの目的で行われています。死後処置の折には、創の手当て、皮膚や孔の処置なども実施されているものと思います。

また、死後処置は、死者に対する「ケア」なのか「処置」なのかということもあります。かつて、ターミナルケア関係の教科書[3)]の編集をしたことがあります。一九九二年に発刊されたその教科書は、時代の変化と要請のなかで、二〇〇七年には全面改訂となり書名も『ターミナルケア』から『緩和ケア』に変わりました。編集を降り、新たに手にしたその教科書からは、「死後処置」に関する内容は削除されていました。その理由はわかりませんが、緩和ケアの対象は生きている人であり、死後のケアや処置に関することは対象外となったのか、単に誌面の関係上削除されたのかもしれません。あるいは、緩和ケアにおいては、死後の処置はさほど重視されなかったか、または、死後処置に関しては、基礎看護学関係の教科書で取り上げられており、あえて取り上げる必要はないものと判断されたのかもしれません。

しかし、ターミナルケアであれ、緩和ケアであれ、ホスピスケアであれ、患者の死や死後までも視野に入れてかかわってこそ、ケアの意味があるものと考えています。ついては、死後処置に伴うことも視野に入れ、かかわることの大切さを取り上げてほしかったように思います。なぜならば、生きている人間のみならず、死者にもクオリティ・オブ・ライフの概念は通用するものと考えているからです。

二〇〇九年に、滝田洋二郎監督の映画「おくりびと」が米国でアカデミー賞外国語映画賞を受賞して以来、遺体を清め、化粧を施す納棺師への関心が高まっています。日本では、病院で亡くなる患者に対しては、看護師がずっと死後処置を実施してきました。最近では、ケアとしてのエンゼルメイク、エンゼルケアの提唱とそれに対する看護者の関心も高まっています。一方では、死後処置を看護の業務に包含することに問題提起をする看護者もいます。この点についての議論も必要なのかもしれません。

年間死亡者数の八割以上が病院や施設で亡くなっている現状を考えると、葬儀社や納棺師など、看護師以外の専門家に、即、死後処置を委ねることは難しい状況にあるようにも思います。また、文化的、宗教的、社会的にも異なる他国の死後処置の在りようを、吟味せずに日本に受け入れることも難しいようです。個人的には、日本固有の文化、宗教、歴史などとの関連からみても、日本の医療現場において「エンゼルメイク」「エンゼルケア」などの呼称を使うこと自体に、少しわだかまりを持っています。このようなことからも、日本の医療現場における死後処置の現状、問題、利点、欠点などを見つめなおし、より日本的な望ましい死後処置やケアの在りようを検討していくことが求められているようにも思います。

2 末期医療における死後のケア（死後処置・死に化粧・死に装束）

（1）仏教の教えに学ぶ死後のケアに対する仏教看護の基本姿勢とかかわり

◇死後のケアについては本人の希望を尊重する

仏典『ブッダ最後の旅　大パリニッバーナ経』には、ブッダが旅の途中で病いを得、その病いが重くなってきたときに弟子のアーナンダと言葉を交わされる場面があります。アーナンダは病いの床にあるブッダに向って、「尊い方よ。しかし修業完成者のご遺体に対して、われわれはどのように処理したらよいのでしょうか？」[4]と尋ねます。するとブッダは「アーナンダよ。世界を支配する帝王（転輪聖王）

の遺体を処理するようなしかたで、修業完成者の遺体も処理すべきである。」[5]と答えます。さらにブッダは、アーナンダに対して、ご自身の具体的な遺体の処理の仕方、火葬の方法、ストゥーパのつくり方について説明されるのです。ストゥーパとは、土を盛り上げて死者を葬るための塚をつくることです。

遺体の処理を死後のケアに重ねて考えるならば、望ましい死後のケアの在りようは、生前の本人の希望に沿って行うことが望ましいと考えることができます。しかし、われわれはブッダのようにはいかないことも事実です。末期にある方でも、療養中に、自身の死後のケアについての希望を医療者や周囲に提示する人はきわめて少ないでしょう。死に直面し、死後までも視野に入れて自分の希望を伝えられるほど、人間はなかなか成熟できないようにも思います。あるいはまた、自分の死後のことについては、どのように扱われても構わないという人もいるかもしれません。

かつて、大学で教えている看護学生たちに、いつの日か、一度だけ受けることになる自分の死後処置や死に化粧について思いを馳せてもらうために、次のようなことについて書いてもらったことがあります。それは、「死後処置や死に化粧を受けることになったならば、だれにそれをしてほしいか」、「その時、傍にいてほしい人、いてほしくない人」、「処置の際に気をつけてほしいこと、配慮してほしいこと」などでした。また、「死んだ後のことだから、だれからどのように扱われても構わないかどうか」についても尋ねました。

学生たちは、実にさまざまな希望、要望を書いていました。女子学生の多くは、化粧の仕方や髪型については具体的に書いています。たとえば、化粧品は自分が愛用していたものを使ってほしい、化粧は濃い目に、厚化粧はしないように、アイラインは太く、穏やかに見えるような化粧を、口紅はしないで、痣は目立たないように、髪型は生前と変わらないように、などです。他にも、生きているときと同じように扱い痛くないように、死に装束は自分の気に入っていたものを、臭いがしないようになど、挙げればきりがありません。学生たちにとっては、あまり現実味のない事であるがゆえに、逆に、具体的に書けたのかもしれません。

生前から「死後処置」「死に化粧」「死に装束」などについて、本人の希望や願いが明らかにされていれば、死後のケアをする側も安心感や自信をもって実施することができるかもしれません。学生たちが、普段、これらのことについて具体的にイメージできるということは、人は、いつか死を迎える日が近づいてきたときにも、自身の希望を伝えることができるのではないかと考えます。

病院死であれ、在宅死であれ、末期にある病人に、自分が受けることになる死後のケアについての希望を求めることは、あまりにも酷だと感じる人もいるかもしれません。しかし、自分の与り知らないところで、周囲の満足のために行われる処置や化粧よりも自分の希望に沿ってやってもらうことを望むのであれば、平生から、それらに対する希望・要望を具体的にイメージし、文言化できるだけの生死観も大事なのではないかと思います。

◆死後のケアに対する本人の希望がわからない場合は、家族の意向を尊重する

死後処置などは本人の意向もさることながら、遺される遺族にとっても大切なものなのかもしれません。現実には、自身の死後処置などに対する希望を明らかにしないまま亡くなっていく人は多いことでしょう。そのような場合は、家族の意向を尊重して実施すればいいのではないかと思います。

ブッダは亡くなる前に、弟子のアーナンダに対して、ご自身の死後の遺体の処理について伝えますが、ストゥーパについては、「誰であろうと、そこに花輪または香料または顔料をささげて礼拝し、また心を浄らかにして信ずる人々には、長いあいだ利益と幸せとが起るであろう[6)]」と言われます。遺体の処理の仕方やその時の思いが、遺される者のその後の幸せにも影響するものと考えます。そうであるな

らば、亡くなった方への死後の処置、死に化粧、死に装束の在りようやそれへのかかわりについては、家族の意向を尊重することが大切でしょう。

最初に引用した事例では、脳出血で父親を亡くした中学生の息子さんの希望を尊重して、死後処置の際に、看護師は何度もご遺体の唇の色をやり直す場面があります。普段の父親の唇の色と同じになったとき、息子さんは「この色だ。お父さんの唇の色はこの色だ」と言い、とても明るい表情になり喜びます。また、「お父さんはいつもぼさぼさの髪だったから、そのままぼさぼさにしておいてほしい」とも言います。退院時の父親の装いは、妻の要望で長年消防隊員として頑張って活躍してきたときの団員の制服を着て帰ることになりました。かけがえのない父親（夫）の死に向き合い、遺された家族は、最期にお父さん（夫）らしい元気なお別れ顔に出会えたことで、これからの人生においてもその父の面影、夫の面影を思い描きながら生きていくことができるのではないかと思います。

死後のケアの大事な点は、遺族がグリーフワーク（悲嘆作業）へのよき第一歩を踏み出せるように心を配ることだと思います。この事例においては、脳出血で亡くなった父親（夫）に対して実施した死に化粧や整髪が、妻や息子たち家族のグリーフケアの第一歩になっているのではないかと思います。

グリーフケアの本質は、亡くなった人が遺される者にとってどのような意味や価値を持っていたのかを見いだして行く悲しみのプロセスを支援することにあります。亡くなった人へのさまざまな感情が浮び上がってくることでしょう。相反する感情も相前後して浮び上がってくるものと思われます。そのいずれもが大切な感情であり、それらが体験されるような環境づくりが死後のケアにおいても求められます。これから悲嘆の仕事を始めていく遺族の心が少しでも安らぎに満たされるようなものでありたいものです。

◇わが身を相手に引きくらべて死後のケアに取り組む

本書では何度も引用していますが、「『かれらもわたくしと同様であり、わたくしもかれらと同様である』と思って、わが身に引きくらべて、(生きものを)殺してはならぬ。また他人をして殺させてはならぬ[7]」という教えがあります。看護者もいつの日か、誰かから死後のケアを受けることになります。死後のケアにおいても「患者中心のケア」を実践しようとするならば、相手のことをわが身に引きくらべてケアや処置に臨むことが大切ではないかと思います。

かつて、「死後処置に対する看護者の意識調査」をしたことがあります。調査結果において問題視したことは、看護者に死後処置からの逃避志向が見られ、患者に対する最後のケアができたという満足感を抱いている人が少なかったことです。また、患者の臨終や死後処置によく遭遇する看護者がそのことを気にして、「私、よく死後処置にあたるのでお祓いにでも行ってこようかしら」とか「お祓いに行ってきたわ」などという言葉を耳にしたことがありますが、処置を受ける立場からみれば、それは悲しい言葉や態度であるように思います。わが身に引きくらべて考えてみれば、もう少し前向きに取り組めるように思います。また、自分が患者の死や死後のケアにかかわることになったのは、縁あって自分が選ばれたのだ、と思えるならば積極的に取り組めるのではないでしょうか。人生の幕がおろされる厳粛なときに立ち会えることは偶然でなく、必然であると受けとめ、そのことに意味を見いだせる看護者でありたいものです。

ところで、最初に紹介した「エンゼルメイク」に対する医師のエッセイでは、死後のエンゼルメイクは誰のためのものなのだろうか、と考えさせられました。確かに、遺される家族への配慮も大切なのですが、もしも自分だったら、頬がこけていても口の中に綿を入れて膨らませてほしくはないし、ましてやナイロン糸で口もとを引っ張り挙げて微笑んでいるようにはしないでほしいのです。死ぬ前には、そのようなことを医療者に伝えられる自分でありたいと思いますが、いずれにしても、残された側の一方的な満足のための処置であってはならないと思います。そのためにも、一度、その行為をわが身に引きくらべて考えてみるのがいいのではないでしょうか。もちろん、「死んだ後は、残されたものの好きにしてくれていい」という考え方の人もいるでしょうが、いずれにしても、一度はわが身に置き換えて考えてみることも大切です。

死後処置や死に化粧をする際には、その目的を意識しつつ、同時に尊厳ある一人の人間に対する最後のケアとしてかかわることが大切です。亡くなったご本人が満足のいく、そして恥ずかしくなく、辛くなく、哀しくないであろうと思われる死後のケアをめざして実施したいものです。そのためにも、看護者には死後の現象に対する医学的、科学的知識を身につけたうえでの死後のケアの技術が求められています。処置の方法や用いる物品も一昔前とは異なってきています。新しい情報や研究結果に関心を払いつつ、死後のケアに取り入れていく姿勢も大切でしょう。

◇死後のケアを通じて、人は生死観を育むことができる

最近では、死後処置、死に化粧などは看護師、葬儀社の社員、納棺師などが担っていると思いますが、本来、「湯灌」は近親の者がおこなっていました。地方によっては、近親者は一切死者には手を触れないところもあるようです。湯灌とは、死者の入棺に先だって、その体を湯水で洗い清める儀礼のことです。死後処置に重なるものです。

家族を対象にした「在宅における死後の処置に関する調査」結果では、死後の処置に関する知識は、「だいたい／少し」知っていたをあわせて八三パーセントの家族が持っています。死後の処置に参加した理由は重複回答で、家族のできる最後の看護だと思ったから四六・六パーセント、訪問看護師や葬儀

社社員の促しがあったから二三・一パーセント、故人が喜ぶと思ったから二三・一パーセント、昔から家族が行ってきたから一九・二パーセントとなっています。

また、家族が死後の処置に参加した後の気持ちでは、故人に対して敬虔な気持ちになった四〇・四パーセント、家族として最後の世話ができ満足感があった三〇・八パーセント、故人に対して愛おしさを感じた二五・〇パーセント、死の場面を見て死を考えるようになった二三・一パーセント、自分もまたいつか死を迎えるのだと感じた二三・一パーセントとなっています。在宅での死後の処置に対する自分のかかわりの満足感では、九割近くが満足しています。[8]

この結果から、人は死後処置を含む死後のケアにかかわることを通じて、自身の生死観を育むことができるように思いました。この調査対象は、在宅での高齢者の家族を看取った経験のある方たちですが、病院や施設で亡くなった方の場合であっても、共通するものがあるのではないかと思われます。もちろん、横死、突然死、若年者の死、逆縁死などの場合には遺族の意思を尊重するかかわりが求められますが、死後のケアにかかわることは生死観を育み、デス・エデュケーション、いのち教育などの観点からもとても意味のあることではないかと考えます。

事例1のところで、仏教の教えにみる「死」とそのとらえ方について、仏典の教えを引用しましたが、死後のケアにかかわることにより、それらの教えを実感することができ、自身の生死観を育んでくれるのではないか思います。

引用文献

1)小林光恵編著『ケアとしての死化粧　エンゼルメイク研究会からの提案』(日本看護協会出版会、二〇〇四年、一〇八、一〇九頁)

2)同右、五四、五五頁

3)医学書院より『系統看護学講座別巻10　ターミナルケア』として、看護学生向けに発刊された教科書で、二〇〇七年に全面改訂され『系統看護学講座別巻10　緩和ケア』として発刊された。

4)中村元・訳『ブッダ最後の旅　大パリニッバーナ経』(ワイド版岩波文庫、二〇〇一年、一三二頁)

5)同右

6)同右、一三三頁

7)中村元・訳『ブッダのことば　スッタニパータ』(ワイド版岩波文庫、一九九四年、七〇五偈)

8)岩脇陽子・他「在宅における死後の処置に関する調査　—家族を対象にして」(京府医大医短紀要、9巻、一号、二〇〇〇年、二二二、二二三頁)

あとがき

仏教看護の理論書の発刊や、仏教看護・ビハーラ学会とのかかわりの中で、少しずつ「仏教看護」に関心を持っていただいている方たちとの出会いが増えています。そのような方たちとの仏教看護に関する研修会などを通じて、ひとりでも多くの方の仏教看護への関心が高まり、五十年、百年先に、看護界において仏教看護論が静かに根付き展開していることを願いつつこの本に取り組みました。

本書を通じて、仏教看護の可能性、仏教看護実践の基本姿勢、仏教看護と人間関係の在りようなどについてご理解いただき、それらが「いのち」の生老病死に向き合う看護実践にどのように展開していくのかについて考えていただければうれしく思います。

看護の対象も主体も人であり、看護学は人が人にかかわる領域の学問です。看護の対象およびその内容は、人間の誕生前から死後の世話までを含むものであり、いのちの生老病死のさまざまな場面にかかわるものです。そこには、どれほど科学が発展しても、科学だけでは解明や説明のつかない世界が存在します。看護や看護学が、科学の対象となる事象のみならず、「癒し」や「救い」という領域の事がらをも問われる学問であるという点において、仏教看護が少しでもお役に立てばうれしく思います。

仏教の専門家からみたら、お叱りを受けるような教えの解釈も多々あることと思いますが、少しでも利用者の立場に立ったよりよい看護を提供したいという看護者の願いがその基にあることをもって、お許し願いたいと思います。

仏教看護の理論書に引き続き、『仏教看護の実際』を出版する機会を与えていただきました三輪書店の青山智社長、内容の編集においていつもお力添えと励ましをいただきました佐々木理智さんに心から感謝申し上げます。

二〇一〇年七月

湖国木之本の寓居にて
藤腹　明子

平成十六年十二月に「いのち」を主題とし、仏教を基にし、将来に活かせる日本的な「いのち」へのかかわりの理論と方法と実践を開拓していくことを志向して、「仏教看護・ビハーラ学会」を設立いたしました。仏教と看護の連携や日本的な看護のあり方についても、学会を通じて、より多くの方々とともに研究と実践を開拓していきたいと願っております。ご関心のある方々のご入会をお待ちしております。学会やご入会手続き等は、左記のホームページをご覧ください。

仏教看護・ビハーラ学会（ホームページ　http://www.jabnvs.jp）

■著者略歴
藤腹明子（ふじはら・あきこ）
滋賀県生まれ。国立京都病院附属高等看護学院卒業。佛教大学文学部佛教学科卒業。
日本死の臨床研究会世話人。日本ホスピス・在宅ケア研究会理事。仏教看護・ビハーラ学会会長。
著書に『仏教と看護』（三輪書店）、『仏教看護論』（三輪書店）、『看取りの心得と作法17ヵ条』（青海社）、『死を迎える日のための心得と作法17ヵ条』（青海社）、共著に『臨終行儀』（北辰堂）、他。

仏教看護の実際

2010年8月20日　第1版第1刷発行©

著者――藤腹明子
発行者――青山　智
発行所――株式会社三輪書店
東京都文京区本郷6-17-9　〒113-0033
電話（03）3816-7796（代）
http://www.miwapubl.com
表紙絵――深谷良一
装丁――小森ネコ
印刷――壮光舎印刷株式会社

ISBN 978-4-89590-366-0 C 3047